Kohlhammer

Lindauer Beiträge zur Psychotherapie und Psychosomatik
Herausgegeben von Michael Ermann

M. Ermann: Herz und Seele (2005)
M. Ermann: Träume und Träumen (2005)
M. Ermann: Freud und die Psychoanalyse (2005)
M. Ermann: Psychoanalyse in den Jahren nach Freud (2009)
M. Ermann: Psychoanalyse heute (2010)
L. Reddemann: Kontexte von Achtsamkeit in der Psychotherapie (2011)
U. Streeck: Gestik und die therapeutische Beziehung (2009)
L. Wurmser: Scham und der böse Blick (2011)

Luise Reddemann (Hrsg.)

Kontexte von Achtsamkeit in der Psychotherapie

Mit Beiträgen von
Sylvia Wetzel, Clarissa Schwarz,
Eckhard Roediger, Klaus Renn
und Luise Reddemann

Verlag W. Kohlhammer

Dieses Buch stellt eine grundlegend überarbeitete und erweiterte Fassung der Vorlesungen dar, die die Autoren zum gleichen Thema im Rahmen der Lindauer Psychotherapiewochen 2010 gehalten haben. Unter www.auditorium-netzwerk.de ist eine Übersicht aller Aufnahmen der Lindauer Psychotherapiewochen einzusehen, die unter info@auditorium-netzwerk.de angefordert werden kann.

1. Auflage 2011

Alle Rechte vorbehalten
© 2011 W. Kohlhammer GmbH Stuttgart
Umschlag: Gestaltungskonzept Peter Horlacher
Gesamtherstellung:
W. Kohlhammer Druckerei GmbH + Co. KG, Stuttgart
Printed in Germany

ISBN 978-3-17-021760-7

Inhalt

Luise Reddemann
Vorwort 7

Luise Reddemann
1   Annäherung an einige psychoanalytische und
buddhistische Perspektiven 9

Luise Reddemann
2   Kontexte von Achtsamkeit in der Psychotherapie 18

Sylvia Wetzel
3   Aufmerksamkeit, Achtsamkeit und Erwachen –
buddhistische Perspektiven 39

Clarissa Schwarz
4   Achtsamkeit während Schwangerschaft, Geburt
und Wochenbett 52

Eckhard Roediger
5   Achtsamkeit und Schematherapie 67

Klaus Renn
6   Focusing: Psychotherapie in innerer Achtsamkeit 84

Luise Reddemann
7   Achtsamkeit in der Behandlung von persönlichkeitsgestörten und traumatisierten Patienten 101

Literatur 118

Autorinnen und Autoren 127

Stichwortverzeichnis 130

Personenverzeichnis 134

Vorwort

Luise Reddemann

> *Jede Wirklichkeit ist konstruiert, geschaffen*
> *von jedem Einzelnen in einem bestimmten*
> *Kontext. Es gibt keine absolute Wirklichkeit,*
> *die wir erkennen können.*
> *(Christopher Germer)*

Die in diesem Buch versammelten Aufsätze gehen auf Vorlesungen zurück, die während der Lindauer Psychotherapiewochen 2010 im Rahmen einer Vorlesungsreihe zur Achtsamkeit gehalten wurden. Das Konzept zu dieser Reihe wurde gemeinsam mit der wissenschaftlichen Leitung, Prof. Verena Kast und Prof. Manfred Cierpka entworfen. Es sollte darum gehen, Achtsamkeit in einen breiten Kontext zu stellen und verschiedene Facetten von Achtsamkeit deutlich werden zu lassen. Das Anliegen war, sich der Achtsamkeitspraxis mit einem psychodynamischen Blick und innerhalb eines psychodynamischen Kontextes anzunähern. Einige Gedanken dazu sollen im Kapitel „Kontexte von Achtsamkeit" aufgegriffen werden.

Luise Reddemann stellt hier verschiedene Perspektiven der Achtsamkeitspraxis sowohl aus westlich-philosophischer Sicht wie aus einigen buddhistischen Perspektiven dar und hinterfragt die überwiegend am Prinzip Wahrnehmen orientierte gängige Achtsamkeitspraxis in der Psychotherapie. Zuvor nähert sich die Autorin einigen Gemeinsamkeiten und Unterschieden psychoanalytischer und buddhistischer Praxis an.

Sylvia Wetzel zeichnet in ihrem Artikel Grundlagen des buddhistischen Achtsamkeitsbegriffs nach. Sie verdeutlicht verschiedene Begrifflichkeiten und macht buddhistische Tradition verständlicher und nachvollziehbar. Insbesondere zeigt sie den Unterschied zwischen neutraler oder bloßer Aufmerksamkeit und ehtisch relevanter und wirksamer Aufmerksamkeit auf.

Clarissa Schwarz schildert ihre Erfahrungen in der Anwendung von Achtsamkeit in der Begleitung von Schwangeren und Gebärenden. In ihren Betrachtungen wird beeindruckend deutlich, was mit Präsenz gemeint sein kann. Gebärende haben ein inneres Wissen, was für sie indivuell der richtige Weg ist. Dessen werden sie durch Achtsamkeit gewahr und dafür benötigen sie eine achtsame, wertschätzende und mitfühlende Begleitung. Psychotherapeutinnen können von Hebammen lernen und eine Haltung entwickeln, die der Ihren gleicht.

Eckhard Roediger betrachtet vor allem aus einer neurobiologischen und kognitiv verhaltenstherapeutischen Perspektive die Möglichkeiten, die Desidentifikationen bieten, die aus Achtsamkeit resultieren. Er arbeitet die Gemeinsamkeiten von Gelassenheit und Akzeptanz mit Achtsamkeit heraus.

Klaus Renn beschreibt Focusing und das Freiraumprinzip, in dem es ebenfalls um Desidentifikation geht. Entscheidend beim Focusing sind vor allem die starke Einbeziehung des Körpers und seiner Weisheit und die empathische Beziehung zu sich selbst.

Luise Reddemann berichtet davon, welche Schwierigkeiten in der Behandlung von traumatisierten und persönlichkeitsgestörten Patientinnen und Patienten zu beachten sind und wie man Prinzipien aus der Achtsamkeitspraxis in kleinen Schritten in diesen Behandlungen anwenden kann.

Die folgenden Aufsätze sollen Anregungen zu einer Praxis in Achtsamkeit geben und zu einem vertieften Verständnis anregen. Eines aber sollte beherzigt werden: Achtsamkeit kann man nicht vermitteln, wenn man sie nicht selbst praktiziert. Man muss sie erfahren, reine Reflexion genügt nicht. Achtsamkeit zu praktizieren bringt Psychotherapeutinnen und Psychotherapeuten Gewinn:

„... der meditierende Therapeut als quasi verborgenes Element kann sehr richtungsweisend sein, um Achtsamkeit in die Therapie zu integrieren ... denn sie bietet ... ein Mittel, solche Faktoren zu beeinflussen, die den Behandlungserfolg am deutlichsten ausmachen."[1]

---

1 Fulton, 2009, S. 86

1 Annäherung an einige psychoanalytische und buddhistische Perspektiven

Luise Reddemann

> *Wie die Vögel, die sich versammeln*
> *In den Kronen der Bäume zur Nacht*
> *Und die sich im Morgengrauen wieder*
> *In alle Winde zerstreuen,*
> *So sind die Erscheinungen vergänglich.*
> *(Shabkar)*

Psychoanalytische Konzepte sind die Grundlage psychodynamischer Therapien, während Achtsamkeit, wie sie jetzt in der Psychotherapie angewendet wird, sich explizit oder implizit auf buddhistische Grundlagen beruft.

Für mich haben beide Lehren sowohl in meinem professionellen wie in meinem persönlichen Leben eine hohe Bedeutung. Ich kann mir ein Leben ohne das eine oder das andere nicht mehr vorstellen. Als ich meine psychoanalytische Weiterbildung absolvierte, galt jedwede spirituelle Orientierung als suspekt. Das habe ich damals allerdings zunächst nicht als Mangel empfunden. Meine psychoanalytische Ausbildung an einem „freien Institut" war getragen von Offenheit für unterschiedliche psychoanalytische Richtungen, die mir immer noch viel bedeutet und bedeuten. Die Suche nach spiritueller Orientierung „ohne Gott" könnte eine Folge meiner psychoanalytischen Selbsterfahrung sein. Meditation hatte ich allerdings schon zuvor kennengelernt. Ich war immer überzeugt, dass Ethik ein unverzichtbarer Teil des Lebens ist. Die buddhistische Ethik, die Verantwortung fördert und doch ohne Schuldzuweisungen und ohne Erlösungsnotwendigkeit auskommt, war für mich eine wichtige Entdeckung.

Als junge Ärztin war ich überzeugt, leidenden Menschen nur helfen und beistehen zu können, wenn ich sie verstehe, und dass zu verstehen Leiden beenden könne. Das war meine bewusste Hauptmotivation für die psychoanalytische Ausbildung. Ich erfuhr es als beglückend, dass dies der Fall war, und wie sehr mir psychoanalytisches Wissen half, Kranken hilfreich beistehen zu können. Leider half Verstehen längst nicht immer, und ich musste lernen, dass ich vieles nicht verstehe. Ich musste auch lernen, dass längst nicht jedes Leiden beendet werden konnte. „Mache ich etwas falsch?", fragte ich mich. Eine geläufige Frage, wenn man (noch) nicht bereit und fähig ist, die

Dinge des Lebens und Sterbens zu akzeptieren. Das Betrachten der Dinge, wie sie sind, und das bewusste Wahrnehmen von Vergänglichkeit, wie man das in der Meditation übt, waren und sind daher eine wesentliche Erfahrung. Für den Umgang mit Leiden sind mir heute die buddhistischen Ansichten darüber wichtig und diese Ansichten haben auch meine Therapeutik beeinflusst: Leiden gibt es, man macht es schlimmer, wenn man es nicht akzeptiert. Leiden hat damit zu tun, dass wir uns unserer „Buddha-Natur" nicht bewusst sind, wir nähern uns ihr an, wenn wir uns erlauben können, Glück, Freude, Liebe und Mitgefühl zu erfahren. „Es gibt keinen Weg zum Glück, Glück ist der Weg".

Die beiden Erfahrungen – Psychoanalyse und buddhistische Meditation – blieben lange Zeit relativ unverbunden nebeneinander, ähnlich, wie es z. B. auch Safran[2] beschreibt. Natürlich kam ich relativ schnell dahinter, dass es eine gewisse Gemeinsamkeit gibt zwischen Freuds Grundregel und dem urteilsfreien Gewahrwerden dessen, was ist, als Empfehlung für die Achtsamkeitsmeditation. Dass man beide Denkrichtungen miteinander verbinden kann, dass es viel mehr Gemeinsamkeiten, aber möglicherweise auch schroffe Gegensätze gibt, vermutlich vor allem in Bezug auf das Menschenbild, sehe ich erst in den letzten Jahren deutlicher. Dass es für eine Weile, nach dem eurozentrischen Denken der Psychoanalyse auch „orientozentrische" Begeisterung[3] gab, was zu einer gewissen Abwendung von der Psychoanalyse führte, soll nicht unerwähnt bleiben.

Heute, nach jahrzehntelanger Erfahrung mit beidem, kann ich zwar deutlicher einige Beziehungen zwischen diesen beiden Lehrgebäuden erkennen, dies zu erfassen, bleibt ein schwieriges Vorhaben, heute allerdings aus anderen Gründen als vor 40 Jahren. Über die Jahre durfte ich lernen, dass es zahllose – und immer neue – psychoanalytische Perspektiven gibt, denn Psychoanalyse ist „work in progress". Und buddhistische Schulen entwickeln sich seit zweieinhalbtausend Jahren, und der westliche Buddhismus, der sich in den letzten Jahrzehnten herausbildete, hat ein anderes Gepräge als der östliche. Es scheinen Welten zwischen Freud und Fromm oder Freud und S. Mitchell zu liegen, auch wenn es immer noch den common ground des Unbewussten gibt. Und es liegen vermutlich auch Welten z. B. zwischen Zen-Buddhismus und tibetischem Buddhismus. Letzterem

---

2 s. S. 22 in diesem Band
3 zu Rubin s. S. 13 in diesem Band

fühle ich mich näher. Es wird daher leicht sein, mir zu widersprechen, da bei gründlichem Studium der unterschiedlichen Richtungen beider Lehren sich häufig genau das Gegenteil dessen findet, das andernorts als richtungweisend angenommen wird. Genau aus diesem Grund erscheinen mir Bezüge zu Kontexten bedeutsam.[4]

Im Rahmen des hier vorliegenden Buches sind mir Beschränkungen auch aus Platzgründen auferlegt. Daher werde ich einen kursorischen Überblick über die mir wichtig erscheinenden historischen Begegnungen zwischen beiden Schulen geben, um mich dann auf einige Gedanken aus dem Buch „Psychoanalysis and Buddhism – An Unfolding Dialogue"[5] zu konzentrieren, die meinen eigenen Erfahrungen entsprechen.

In den 1930er Jahren schrieb C. G. Jung ein Geleitwort zu Suzukis Buch „Die große Befreiung"[6], d. h. er beschäftigte sich aus Sicht der analytischen Psychologie mit einer Form des Zen-Buddhismus. Danach war über Jahrzehnte Erich Fromms Aufsatz zu „Zen Buddhismus und Psychoanalyse"[7] der einzige Text zu diesem Thema. Erstmals auf Englisch 1960 publiziert, war dieser Text also das einzige sichtbare Zeichen eines Dialogs zwischen einem Psychoanalytiker und dem Buddhismus. Das Buch erschien gut zehn Jahre später auch auf Deutsch[8] und war sehr bekannt.

Über 50 Jahre später ist in Amerika das Buch „Psychoanalysis and Buddhism"[9] erschienen. Die dort versammelten Arbeiten stammen zum größeren Teil von Psychoanalytikern, die mehrheitlich über eine lange Praxis in buddhistischer Meditation verfügen. Der Untertitel des Buches lautet: „An Unfolding Dialogue" – ein sich entfaltender Dialog, also. Der Herausgeber, Jeremy Safran meint, dass dieses Buch früher nicht möglich gewesen wäre; obwohl er lange, bevor er sich seiner psychoanalytischen Ausbildung unterzog, bereits meditiert habe, habe es beträchtlich länger als 20 Jahre gedauert, bis er es gewagt habe, seine Interessen am Buddhismus und an der Psychoanalyse zusammenzubringen. Safran vermutet, es gäbe viele unterschiedliche Gründe für dieses Verhalten. Als einen nennt er, dass sich Psychoanalytiker, die sich mit Buddhismus beschäftigten, über lange

---

4 s. Kap. 3 in diesem Band
5 Safran, 2003
6 Suzuki, 1999
7 Fromm, 1960
8 Fromm, 1972
9 Safran, 2003

Zeit außerhalb des Mainstream befanden. So habe ich es auch für mich selbst empfunden. Und er bringt das wachsende Interesse von Psychoanalytikern am Buddhismus mit dem allgemeinen Interesse der westlichen Gesellschaften daran in Verbindung. Zwar habe es schon immer „Buddhaphile" unter den Psychoanalytikern gegeben, aber man dürfe annehmen, dass sie sich bis vor Kurzem nur ungern als solche gezeigt hätten. Nach Safran hat die Psychoanalyse über die Jahre ihr eher revolutionäres und progressives Potential eingebüßt und ist eher „arrogant, konservativ und insulär" geworden. Jedoch hat es in den letzten Jahren eine Wiederbelebung von psychoanalytischer Theorie und Praxis gegeben, die die Fesseln des Konservatismus gesprengt hat. „Theorie und Praxis haben sich in eine Richtung entwickelt, die in wachsendem Ausmaß die Sehnsüchte des menschlichen Herzens und der menschlichen Seele erfüllen"[10]. Safran bezieht sich damit vor allem auf die relationale Psychoanalyse.

Schon Fromm (1960) ging davon aus, dass seelisches Wohlgefühl (wellbeing) damit zusammenhängt, dass wir uns ganz verbunden fühlen, sowohl mit Menschen, wie mit der Natur, um das Erleben von Getrenntheit zu überwinden und die Erfahrung von Einheit mit allem, das existiert, zu erreichen. Jedoch ergänzt Fromm, und das unterscheidet den westlichen vom östlich erlebenden Menschen, dass es im Weiteren darum geht, sich ebenfalls als Selbst zu erfahren, als separierte Entität, als „Ich", als Individuum. Einheit kann erst erfahren werden, nachdem Getrenntheit erlebt wurde, ist seine Hypothese. Dieser Gedanke von Fromm erscheint mir erhellend. Engler[11] hat den Faden aufgegriffen, wenn er davon spricht, man müsse erst „jemand" sein, bevor man „niemand" im Sinn des Erlebens, Teil eines größeren Ganzen zu sein, werden könne. Für mich war lange Zeit das Aufgehen in einem größeren Ganzen stark durch die Ideologien der Nationalsozialisten und mein Aufbegehren dagegen belastet. Ich gehe davon aus, dass mir der psychoanalytisch geschulte Blick hilft, hier immer wieder „die Spreu vom Weizen" zu trennen.

Fromm hebt hervor, dass es zwischen dem jüdisch-christlichen und dem Zen-Bewusstsein eine Gemeinsamkeit gibt, nämlich, dass der eigene „Wille" (im Sinn eines Strebens die äußere und innere Welt zu zwingen, zu dirigieren, zu strangulieren) aufgegeben werden muss, um völlig offen, beantwortend, wach und lebendig zu sein. Das

---

10 Safran, 2003, XV–XVII
11 Engler, 2003

erscheint mir auch der Sinn der psychoanalytischen Grundregel zu sein.

Fromms Überlegungen zum Wohlgefühl greift Rubin (2003) wieder auf. Er macht sich Gedanken dazu in einem Artikel mit dem Titel „A well-lifed life: psychoanalytic and buddhist contributions"[12]. Er betont, dass sowohl die Psychoanalyse als auch der Buddhismus uns dabei behilflich sein können, mit größerer Selbst-Bewusstheit, Selbst-Akzeptanz, Sorge, Mitgefühl, Moralität und Freiheit zu leben. Er kritisiert zwar den Eurozentrismus der Psychoanalyse, hebt jedoch hervor, dass die Psychoanalyse auch Wesentliches dazu beigetragen habe, die unkritische Vergötterung der Religionen aufzudecken. Und, wie ich ergänzen möchte, viele andere „Vergötterungen". Der Buddhismus betont die Gefahren des „Anhaftens", z. B. des Klammerns an Überzeugungen wie die von der Existenz eines beständigen, sich nicht verändernden, autonomen Selbst bis hin zum Festhalten an psychoanalytischen oder buddhistischen Lieblingsüberzeugungen. Rubin mahnt, weder den Buddhismus noch die Psychoanalyse als ewige Wahrheiten zu betrachten. Denn in beidem ist Unbewusstes auffindbar. Heute ist es notwendig, auch den „Orientozentrismus" zu erkennen. Wechselseitige Befruchtung ist nur möglich, wenn in beiden Traditionen die Bereitschaft besteht, von der jeweils anderen zu lernen. „Wahrheit" ist nicht der Ort einer bestimmten Schule oder eines bestimmten Denkens. Rubin fährt fort, dass man viele Systeme wertschätzen kann, ohne an sie gebunden zu sein. Um das zu erreichen, müssen wir auf die Bequemlichkeit verzichten, uns mit der einen oder der anderen Richtung zu identifizieren, als sei sie die einzige Quelle der Wahrheit. „Then we can dance in the spaces between them – tacking back and forth – freer to use what is best from each."[13] Das erscheint mir ein passendes Bild für das Anliegen, durch Achtsamkeitspraxis Psychoanalyse und Psychotherapie zu unterstützen.

Wie Safran meine ich, dass die Postmoderne die Gefahren aufgezeigt hat, die jeder Art von Meistererzählung innewohnen, seien sie religiös oder wissenschaftlich. Aus einer postmodernen Sicht ist Freuds Glaube an die Wissenschaft auch eine Art von Religion.

Der Dialog zwischen Psychoanalyse und Buddhismus zeigt uns zwei unterschiedliche Wege der Befreiung: Die Betonung von Verbundenheit in jeder menschlichen Erfahrung im Buddhismus kann

---

12 Rubin, 2003
13 ebenda, S. 391

ein Korrektiv für den exzessiven westlichen Individualismus sein. So habe ich gute Erfahrungen damit gemacht, mit meinen schwer traumatisierten und sich verlassen fühlenden Patientinnen und Patienten Verbundenheitsübungen aus dem Buddhismus zu thematisieren. Welcher westliche Mensch kommt schon auf die Idee, dass man bei jedem Stück Brot, das man isst, bei jeder Unternehmung, die man macht, stets mit unzähligen Menschen und anderen Lebewesen verbunden ist. Das Stück Brot verbindet uns mit dem Bauern, der den Weizen gesät und geerntet hat, aber auch mit der Sonne, dem Regen, dem Wind und der Erde, die den Weizen wachsen ließen, den Menschen, die ihn verarbeitet haben, usw. Viele Patientinnen und Patienten haben mir berichtet, dass sie mit solchen Übungen ein Bewusstsein für Verbundenheit entwickelt haben, das sie als heilsam erleben.

Auf der anderen Seite ist die Betonung der Gegenseitigkeit in der psychoanalytischen Beziehung konsistent mit einer Betonung der Werte des Individuums und der Infragestellung traditioneller Quellen der Autorität. Hier bezieht sich Safran auf das relationale Modell der Psychoanalyse nach Stephen A. Mitchell. Mitchell spricht von einer „relationalen Matrix". „Subjektivität und Individualität erscheinen ihm als Folge der Bezogenheit und nicht als Voraussetzung." Im Gegensatz auch zu Fromm, meint Mitchell, „erst die Bezogenheit lässt den Menschen zu seiner Individualität finden."[14] Dieser neue Ansatz in der Psychoanalyse stellt aus meiner Sicht eine besondere Nähe zum Buddhismus her.

Das psychoanalytische Modell bringt Befreiung eher mit persönlicher Freiheit in Verbindung, während das buddhistische Modell der Befreiung Freiheit von selbstzentriertem Verlangen betont, zwei Sichtweisen, die sich ergänzen. Die buddhistische Perspektive kann als Korrektiv westlicher Exzesse, die sich auch in der psychoanalytischen Arbeit zeigen können, dienen. Die psychoanalytische Betonung unbewusster Motive kann auf der anderen Seite das Risiko vermindern, Spiritualität als Abwehr zu nutzen. Man kann also sagen, dass der Dialog beide Richtungen bereichern kann, und dass sich beide dadurch auch unvermeidlich verändern.[15]

Hans Loewald und später Stephen A. Mitchell haben vermutet, dass die Psychoanalyse ahnungslos dazu beigetragen habe, die Werte einer Kultur zu reproduzieren, die die Welt als entzaubert erfährt. Dadurch, dass der Sekundärprozess dem Primärprozess vorgezogen

---

14 Ermann, 2010, S. 62
15 Safran, 2003, S. 30–31

wurde und als Ausdruck seelischer Gesundheit der Triumph des Realitätsprinzips über das Lustprinzip galt, hat die Psychoanalyse zu einem Sinnverlust beigetragen. Mitchell meint: „Meaning in human experience is generated in the mutual, dialectically enriching tension between fantasy and reality; each requires the other to come alive."[16]

Safran fragt, ob wir die Welt wieder neu verzaubern können, sodass wir Erfahrungen von partizipativer Bewusstheit und Verbundenheit machen können; wie Safran habe ich erfahren, dass der tibetische Buddhismus mit seiner Verbindung von imaginativen Ritualen und Mantras und einer konstruktivistischen Epistemologie hier Ansätze bietet. Z. B. imaginiert man im Guru Yoga einen Buddha als Gegenüber, den man dann klein werden und ins eigene Herz sinken lässt. Diese Imagination geht auf eine ältere schamanistische Praxis zurück, dem der tibetische Buddhismus näher steht als z. B. der Zen-Buddhismus. Hier sehe ich eine direkte Verbindung zu unserer psychoanalytischen Vorstellung von Introjektion und Bildung guter Selbstobjekte. In Psychoanalysen, in denen das Imaginative, Kreative und Heilsame erlebbar und gewürdigt wird, geschieht gewiss Ähnliches. Als ich vor ca. 15 Jahren die tibetischen Übungen kennenlernte, zu einer Zeit als Imagination in der Psychotherapie eher als etwas Esoterisches, Unwissenschaftliches angesehen wurde, war ich froh, dass eine so alte Heiltradition den Wert der Imagination zu schätzen wusste. Nach meinem Eindruck ist der tibetische Buddhismus heute weitestgehend mit einer spirituellen Heilkunst verbunden.

Buddhisten sehen das Universum als Ganzes, sie trennen das Spirituelle nicht vom Weltlichen. Berühmt sind zenbuddhistische Empfehlungen, sich um das Nächstliegende zu kümmern. So gibt es eine Geschichte, die erzählt, dass ein Schüler zu seinem Meister kommt und, da es regnet, seinen Schirm abstellt. Er möchte wissen, wie er zur Erleuchtung kommen kann. Darauf fragt ihn der Meister, wo er seinen Schirm abgestellt habe. Das kann der Schüler nicht genau beantworten, sodass der Meister empfiehlt, weitere sieben Jahre Achtsamkeit zu üben. (In unserer christlichen Tradition findet sich Ähnliches noch bis zu Johann Sebastian Bachs Zeiten. Daher konnte Bach ohne Probleme aus weltlichen geistliche Kantaten machen. Für ihn gab es keinen Unterschied zwischen weltlichem und geistlichem Leben).

---

16 zit. n. Safran, 2003, S. 26

Engler ist es wichtig, dass wir „ein Jemand" sein sollten, bevor wir „ein Niemand" werden wollen. Er bezieht sich dabei auf die buddhistische Vorstellung, das Ich sei eine Illusion, da es aus lauter „Nicht-Ich"-Elementen bestehe. Ich bin mit ihm der Ansicht, dass es einiges an Ich-Stärke braucht, dass man beginnen kann zu erkennen, dass das „Ich" um das man so ringt, ein Konstrukt ist. Engler geht daher davon aus, dass es Ich-Stärke braucht, um meditieren zu können. Dies gilt nach seiner Auffassung, die ich ebenfalls teile, insbesondere für Vipassana Meditation. Kein spiritueller Weg erspart es uns, bestimmte Entwicklungsaufgaben zu erledigen.[17] „Ontologisches Leersein", also die Art von Leere, die der Buddhismus lehrt, sollte von psychologischer Leere unterschieden werden. Nichtanhaften kann sich auch als Rationalisierung einer Unfähigkeit erweisen, stabile, andauernde und befriedigende Beziehungen einzugehen.[18]

In buddhistischen Traditionen ist durchaus bekannt, dass Erwachen nicht in einem Augenblick geschieht, sondern in vielen Stufen abläuft, und dass die dort beschriebenen Fortschritte denen in Therapien ähnlich sind: Kognitionen, Überzeugungen und Perspektiven sind leichter zu verändern. Zentrale Überzeugungen und triebhafte „states" und ihre Grundlagen in affektiver Reaktivität bieten Interventionen mehr Widerstand. Am schwierigsten sind narzisstische Überzeugungen zu beeinflussen, die sich auf die Vorstellung eines getrennten Selbst beziehen. „This is exactly what we would expect: cognitive change first; affective change next; change in core sense of selfhood last."[19]

Ausgerüstet mit der Brille der jeweils anderen Richtung, kann man also die Beschränkungen des einen Weges deutlicher sehen. Ich habe erfahren, dass ich meine Sichtweisen und Erkenntnisse erweitern konnte, was es mir erlaubte, ein höheres Maß an Freiheit zu gewinnen. Und ich bin bescheidener hinsichtlich meiner Erwartungen geworden und habe begriffen, dass es immer wieder um das Neubeginnen geht.

Psychoanalyse und Meditation können sich ergänzen, wenn wir uns darauf einlassen. In jedem Fall können Therapeutinnen und Therapeuten etwas dazugewinnen, wenn sie sich auf meditative Praktiken neben der Psychoanalyse einlassen.

---

17 Engler, 2003, S. 36
18 ebenda, S. 37
19 ebenda, S. 41

Zusammenfassung

In diesem Kapitel habe ich einige persönliche Erfahrungen mit Psychoanalyse und Buddhismus wiedergegeben und mich auf schriftliche Äußerungen von Psychoanalytikern bezogen, die ebenfalls in beiden Schulen Erfahrungen haben.

Es gibt Ähnliches, wie z. B. urteilsloses Wahrnehmen und die psychoanalytische Grundregel, wie auch sich Ergänzendes, wie z. B. stärkeres Erleben von Verbundenheit im Buddhismus und genaueres Sich-Abgrenzen auch von Lehren und Lehrern in der Psychoanalyse.

Schließlich dürfte es zumindest für westliche Meditierende wichtig sein, dass man erst ein stabiles Ich-Bewusstsein entwickelt haben sollte, ehe man buddhistisches Nicht-Ich-Bewusstsein zu erreichen versucht.

2 Kontexte von Achtsamkeit in der Psychotherapie

Luise Reddemann

Einleitung

> *„Es war einmal ein Schaf / Das fraß jeden*
> *Morgen bei Sonnenaufgang etwas Gras / lehrte*
> *bis mittags die Kinder sprechen / machte*
> *nachmittags etwas Sport / fraß dann wieder*
> *Gras / plauderte etwas mit Frau Meier / schlief*
> *nachts tief und fest.*
> *Gefragt, was es tun würde, wenn es mehr*
> *Zeit hätte, sagte es / ich würde bei Sonnen-*
> *aufgang etwas Gras fressen / ich würde mit*
> *den Kindern reden, / mittags! / Dann etwas*
> *Spaß machen, / fressen / abends würde ich*
> *gerne mit Frau Meier plaudern / nicht zu ver-*
> *gessen: ein guter fester Schlaf.*
> *‚Und wenn sie im Lotto gewinnen*
> *würden ...?'*
> *Also, ich würde viel Gras fressen, / am*
> *liebsten bei Sonnenaufgang / viel mit den*
> *Kindern sprechen / dann etwas Sport machen /*
> *am Nachmittag Gras fressen / abends würde*
> *ich gerne mit Frau Meier plaudern. / Dann*
> *würde ich in einen tiefen festen Schlaf fallen."*
> *(Jutta Bauer, „Selma")*

Was wir hier[20] über das Schaf Selma und dessen Achtsamkeit phä-
nomenologisch erfahren, steht in einem Kontext von Einfachheit,

---

20 Bauer, 2008

Bedürfnislosigkeit und daraus resultierendem Glückserleben. Es dürfte einleuchten, dass das ein völlig anderer Kontext ist als z. B. der einer Borderlinepatientin mit ihrer Therapeutin, die sich vermutlich beide in hochkomplexen Zusammenhängen bewegen, sowohl innerseelisch, wie sozial, wie auch historisch. Es könnte für eine solche Patientin in der Tat viel bedeuten, wenn sie sich dazu bereitfindet, für Momente ohne Urteil achtsam wahrzunehmen, was gerade ist. Ebenso könnte dies für einen depressiven Patienten gelten. Aus den gemachten Wahrnehmungen könnten für die Psychotherapie nützliche Erkenntnisse gewonnen werden, die dann zu weiterer nutzbringender Arbeit führen könnten. Es könnte sich für die Therapeutin darüber hinaus als nützlich herausstellen, dass sie sich in ihrem Tun darin überprüfen kann, ob sie gegenwartszentriert und akzeptierend arbeitet.[21] (Selbstverständlich wird Achtsamkeit bei sehr viel mehr Patientinnen und Patienten in der Psychotherapie eingesetzt, jedoch ist die Anwendung in den letzten Jahren besonders im Bereich der Borderline-Persönlichkeitsstörung und der depressiven Erkrankungen empfohlen worden.)

Mit der kleinen Geschichte von „Selma" möchte ich einen von mir angenommenen Hintergrund bedeutender Lehrerinnen und Lehrer und erfahrener Praktizierender der Achtsamkeitspraxis illustrieren, leben doch einige von ihnen und zumindest immer wieder, auch wenn sie durch die Welt jetten, nach den Prinzipien eines einfachen, gut strukturierten Lebens, in dem viel Raum für innere Stille und ruhiges Betrachten gegeben ist. Man bedenke, wie viele Stunden am Tag intensiv Praktizierende meditieren.

Zwar meinen Buchheld und Walach,[22] der spirituelle Hintergrund von Achtsamkeit sei unabhängig von der buddhistischen Lehre von allgemeiner Bedeutung, aber für unsere fiktive Borderlinepatientin, unseren fiktiven depressiven Patienten und die fiktive Therapeutin gilt vermutlich weder dieser spirituelle Hintergrund noch das – wenigstens gelegentliche – einfache Leben. Was mag es also bedeuten, wenn aus solchen Kontexten der Stille eine Haltung und eine Praxis übernommen werden will, die sich im Strudel des Lebens eines – womöglich noch psychisch gestörten – Durchschnittsmenschen im 21. Jahrhundert bewähren soll?

„Es besteht die Gefahr, dass die Bedeutung der Achtsamkeit ohne spirituellen Hintergrund verwässert. Unsere moderne Mentalität der

---

21 Germer, 2009
22 Buchheld & Walach, 2004

schnellen Behebung aller Störungen und Probleme birgt das Risiko, das Konzept der Achtsamkeit für ihre Zwecke zu instrumentalisieren, zu manipulieren mit der möglichen Folge, dass so dessen eigentliche Kraft verloren geht," mahnen Buchheld und Walach.[23]

Die *rein therapeutische Zielsetzung* sei: psychisches und physisches Wohlbefinden, Entspannung, Lebensqualität. *Bei spiritueller Praxis* jedoch gehe es um die Entwicklung von Weisheit und Mitgefühl. Wobei diese beiden durchaus zusammen gedacht und sogar erlebt werden können.[24]

Grossmann geht noch weiter: „Ein begrenztes Konzept der Achtsamkeit, das sich einfach nur als eine weitere Technik in das Arsenal der verhaltens- und psychotherapeutischen Interventionen einreihen lässt, wird damit weder der ursprünglichen Vorstellung von Achtsamkeit gerecht, noch entspricht dies dem gegenwärtigen wissenschaftlichen Forschungsstand auf dem Gebiet achtsamkeitsbasierter Interventionen".[25] Weiter sei zu bedenken, dass die westliche Psychologie nur einen „normalen Wachzustand" kenne. Bei der Achtsamkeit gehe es jedoch um mehr oder weniger subtile Veränderungen des Bewusstseins, den fortwährenden und häufig nicht geordneten Strom des menschlichen Bewusstseins in seinen vielen verschiedenen wahrnehmbaren Formen.[26]

Schließlich geht es „traditionell um die Kultivierung *ethischen Verhaltens und von Achtsamkeit.* Zum ethischen Verhalten gehören nach der buddhistischen Psychologie Freundlichkeit, Geduld, Toleranz, Sanftmut, Mitgefühl, Nicht-Streben, Akzeptanz und Offenheit."[27] (Hervorhebung L.R.)

Ethisches Verhalten wird für die Entwicklung von Achtsamkeit als unerlässlich angesehen, weil der Einzelne dadurch von der Spannung befreit wird, die durch unethisches Verhalten entsteht. „Die Befürworter der buddhistischen Achtsamkeit und anderer Bewusstseinsdisziplinen ... gehen davon aus, dass die normalen Funktionsweisen selbst suboptimal sind.[28]

Es besteht also das Risiko, dass wir mit der Achtsamkeit in der Psychotherapie so tun, als könne man Spaziergänger ohne weitere Übung und Kenntnisse auf einen Marathonlauf schicken.

---

23 Buchheld & Walach, 2004, S. 26
24 s. Kap. 1 bei Buchheld & Walach, 2004
25 Grossmann, 2004, S. 71
26 ebenda, S. 94
27 ebenda, S. 75
28 ebenda, S. 92

Zu bedenken ist auch, dass die Idee eines abgetrennten Selbst aus Sicht eines Menschen des 5. Jahrhundert vor unserer Zeitrechnung – also des Buddha –, aber auch immer noch aus Sicht der meisten Menschen, eine „ziemlich sonderbare" Idee westlicher Psychotherapeuten und ihrer Kultur darstellt.[29] Wenn wir beginnen, Achtsamkeit auf die eine oder andere Weise zu praktizieren, übernehmen wir eine „Technik", die völlig andere Voraussetzungen hat(te), als sich dies die meisten Psychotherapeuten und ihre Patienten vorstellen. Das Selbst eines Menschen aus Ostasien erfuhr und erfährt sich als eingebettet in eine Matrix von Beziehungen und als von diesen Beziehungen definiert, nicht nur in eine Matrix von menschlichen und sozialen Beziehungen, sondern in eine umfassendere Matrix von Beziehungen innerhalb einer Welt der Natur und sogar noch weiter gefasst des ganzen Kosmos.[30] Für einen solchen Menschen ist es selbstverständlich, ein größeres Ganzes im Sinn zu haben, wenn er sich mit Heilsamem und Unheilsamem beschäftigt.[31]

Mit diesen kritischen Vorbemerkungen im Sinn ist es hier mein Anliegen, einigen – nicht allen, das ist nicht möglich – Kontexten ausdrücklich Beachtung zu schenken, die mir von besonderer Bedeutung für die psychotherapeutische Praxis erscheinen. Beachten wir die unterschiedlichen Kontexte, können wir auch zu Einschätzungen gelangen, was mit unterschiedlichen Elementen aus den Traditionen der Achtsamkeitspraxis psychotherapeutisch erreicht – oder nicht erreicht – werden kann. Ich bin überzeugt, dass wir aus dem Reichtum der Achtsamkeitspraxis mehr für den psychotherapeutischen Alltag gewinnen und nutzen können, als dies derzeit in der gängigen Literatur zur Achtsamkeit in der Psychotherapie vertreten wird.

Historische Kontexte von Achtsamkeit und Psychotherapie

Die Entdeckung der Achtsamkeit für den Mainstream der deutschen Psychotherapie ist jung. (Achtsamkeit war allerdings bereits Haltung und Methode in der Gestalttherapie – hier unter dem Label „Awareness" – im Hakomi und auch in der Personzentrierten Psychotherapie

---

29 Geertz, 1979
30 Roland, 1988
31 s. dazu das Beispiel zur Übung in Verbundenheit in Kap. 1

vor allem in der Variante des Focusing.) Ende der 1990er Jahre stellte ich auf einer Tagung mein traumatherapeutisches Konzept vor, wozu damals schon Aspekte von Achtsamkeit gehörten. Ein Kollege, der mit Dialektisch-Behavioraler Therapie (DBT) arbeitete, meinte, das sei ähnlich wie das, was man dort Wahrnehmungsübungen nenne. Auch Jon Kabat-Zinns Arbeit ist im Mainstream in Deutschland erst nach der Jahrtausendwende sehr bekannt geworden. Jedoch haben die deutschstämmigen Psychoanalytiker Erich Fromm und Karen Horney bereits in den 40er und 50er Jahren des 20. Jahrhunderts Gespräche mit buddhistischen Meistern geführt. Der Psychoanalytiker Mark Epstein schrieb 1995 sein Buch „Thoughts without a thinker" und gab damit Impulse für psychodynamische Therapeuten. Dieses Buch erschien auf Deutsch 1996 unter dem Titel „Gedanken ohne den Denker"[32], scheint aber im psychotherapeutischen Mainstream bisher nicht breit rezipiert worden zu sein. Noch früher interessierte sich C. G. Jung für den Buddhismus. In den Vereinigten Staaten ist das bereits im Kapitel 1 des vorliegenden Buches erwähnte, von Safran herausgegebene Buch „Psychoanalysis and Buddhism"[33] auf Interesse gestoßen, es wurde jedoch nicht ins Deutsche übersetzt. 2009 haben es Gerald Weischede und Ralf Zwiebel unternommen, einen Dialog über „Neurose und Erleuchtung. Anfängergeist in Zen und Psychoanalyse"[34] zu führen. Ein Dialog, der auch zum Verständnis einiger Grundbegriffe beitragen kann.

Linehan[35] erwähnt in ihrem Buch ihre eigene Zen-Praxis bei Willigis Jäger, somit muss ihr bewusst gewesen sein, dass die Übungen, die sie empfiehlt, eine Verkürzung dessen darstellen, was sie selbst praktiziert. Jon Kabat-Zinns Anliegen war es, Achtsamkeit losgelöst vom Buddhismus westlichen Menschen nahezubringen, dabei geht es ihm insbesondere um das Nicht-Werten: Er meint, „dass Achtsamkeit, weil es dabei um Aufmerksamkeit geht, unbedingt etwas Universelles sein muss. Es handelt sich also keineswegs um etwas spezifisch Buddhistisches. Wir sind alle in einem bestimmten Maß achtsam ... Das ist eine angeborene menschliche Fähigkeit".[36]

Ihm dürfte ebenfalls bewusst (gewesen) sein, dass, wendet man Achtsamkeit in der westlichen Medizin an, vieles wegfällt, das im

---

32 Epstein, 2000 (2. Aufl.)
33 Safran, 2003
34 Weischede & Zwiebel, 2009
35 Linehan, 1996
36 Kabat-Zinn, 1994, S. 108f

Buddhismus als essentiell gilt. Buchheld und Walach zeigen ebenfalls die Risiken und Chancen auf, die die Anwendung von Achtsamkeit losgelöst von ihren Wurzeln bedeutet.[37] Ihnen ist es darüber hinaus wie Kabat-Zinn wichtig, dass die Empfehlungen des Buddha auch eine jenseits einer Religion liegende allgemeine Bedeutung haben. „Bei allen Reden des Buddha handelt es sich nicht um metaphysisch-philosophische Theorien oder Annahmen, sondern um Äußerungen erfahrbarer, fundamentaler Tatsachen und Merkmale der menschlichen Existenz".[38]

Wenn wir jetzt und hier Achtsamkeit in der Psychotherapie bewusst praktizieren, dann können wir uns auf dieses Allgemeine berufen. Dennoch bleibt die Frage, ob wir in Gefahr sind, wesentliche Elemente dessen, was uns neben genauem Wahrnehmen in der Psychotherapie Achtsamkeitspraxis gewinnbringend bedeuten könnte, zu vernachlässigen oder überhaupt nicht zur Kenntnis zu nehmen und andererseits zu vergessen, dass Vieles, was einem Menschen aus Ostasien selbstverständlich ist, hier keinesfalls vorausgesetzt werden kann. So zeigte sich z. B. der Dalai Lama bei seinen ersten Besuchen im Westen entsetzt über das Ausmaß von niedrigem Selbstwert und Selbsthass, das er hier bei Praktizierenden wahrnehmen konnte.[39] Unsere Wahrnehmungsfähigkeit wird darüber hinaus vermutlich stark von der Schule geprägt sein, mit der sich Psychotherapeutinnen und -therapeuten verbunden fühlen.

Ich selbst habe mich trotz einer langjährigen Meditationspraxis lange gescheut, darüber auch nur nachzudenken, wie man diese Praxis mit einer psychodynamischen Psychotherapie verbinden könnte. So scheint es hierzulande vielen zu gehen. Es galt lange Zeit: Hier die meditierende Frau, dort die Therapeutin. Mitte der 1990er Jahre wagte ich dann erste Schritte, doch Verbindungen herzustellen. Das erschien allein deshalb riskant, weil Meditation etwas Anrüchiges, Esoterisches zu haben schien. Ich hatte zu jener Zeit erfahren, dass sich in Amerika eine größere Anzahl von Psychotherapeuten, und auch von Psychoanalytikern, mit Buddhismus und Meditation befassten. Hier in Deutschland ist auch deshalb ein Wandel eingetreten, weil spirituelle Themen für Psychotherapeuten nicht mehr gänzlich tabu sind.[40] Ich bot Patientinnen kleine Elemente aus

---

37 Buchheld & Walach, 2003
38 Kabat-Zinn, S. 34
39 Kornfield, 2010
40 z. B. Bucher, 2007

der Praxis zur Achtsamkeit an und verstehe dies heute eher als Vorbereitung auf Achtsamkeit.[41]

Ein mutiger Schritt im deutschen Sprachraum zur Etablierung der Anwendung von Achtsamkeit, vor allem im Aspekt des genauen Wahrnehmens ohne Urteil und mit Akzeptanz, stellt das Buch der beiden Verhaltenstherapeuten Heidenreich und Michalak „Achtsamkeit und Akzeptanz in der Psychotherapie" dar, das 2004 erschienen ist.[42] In den letzten zwei bis drei Jahren sind diesem Buch mehrere andere gefolgt.[43] Interessierte Psychotherapeuten können sich also mittlerweile umfassend informieren.

Es ist allerdings zu betonen, dass Achtsamkeit erfahren werden muss, um zu wissen, was damit gemeint ist – Bücher lesen allein nützt da wenig. Denn Achtsamkeit ist eine subtile, nicht verbale Erfahrung.[44]

Orthodoxie und mystische Traditionen

Buddhismus ist nicht gleich Buddhismus. Es gibt viele verschiedene Richtungen, und daher gibt es auch dort unterschiedliche Auslegungen dessen, was Achtsamkeitspraxis sein sollte. Psychodynamisch betrachtet hat dies vermutlich viel mit den Prägungen der jeweiligen Vertreter zu tun und mit ihren psychischen Strukturen. Wir finden hier wie in anderen spirituellen Traditionen Orthodoxie und mystische Erkenntnis, die aus Erfahrung (des Göttlichen oder Allganzen) resultiert.

„Während die Orthodoxie auf bestimmte Inhalte pochte, versuchte der Mystiker Erfahrung und lebenden Vollzug dieser Inhalte zu vermitteln."[45]

Der Dalai Lama spricht von Traditionalisten und denen, die sich Neuerungen nicht verschließen. Er hält sich selbst für keinen Traditionalisten, sondern ist am Dialog mit westlicher Wissenschaft und anderen Religionen interessiert.[46]

---

41 s. Kap. 6 in diesem Band
42 Heidenreich & Michalak, 2004
43 z. B. Anderssen-Reusster, 2007; Germer et al., 2009; Siegel, 2007; Weiss et al., 2010
44 Gunarantana, 2002
45 Buchheld & Walach, 2004, S. 39
46 Ekman, 2009

Auch in der Psychotherapie lässt sich ein Hang zur Orthodoxie ausmachen, der allerdings in unterschiedlichen Kleidern daherkommen kann, sodass er schwerer erkennbar ist. Konzepte, die von der Einhaltung strenger Regeln geprägt sind, lassen sich bei manchen psychotherapeutischen Vertretern der Achtsamkeitspraxis erkennen, so als gäbe es nur den *einen* Weg.

(Psychologische) Modelle können vor Unsicherheit schützen, daher kann eine ungenaue Karte besser sein als gar keine,[47] will heißen, dass es einfacher sein kann, sich auf *ein* Konzept von Achtsamkeit zu stützen, statt die vielfältigen Konzepte zur Kenntnis zu nehmen. *Eine günstigere Lösung* – auch im wissenschaftlichen Sinn – wäre es, sich immer wieder zu erlauben, „nicht zu wissen",[48] sprich, die Haltung des Anfängergeistes zu pflegen und sich darüber im Klaren zu sein, dass in verschiedenen Richtungen des Buddhismus unterschiedliche Aspekte von Achtsamkeit und Kontexten von Achtsamkeit hervorgehoben werden. Und es lohnt sich, darauf neugierig zu sein. Es sei daran erinnert, dass der Buddha seine Schüler aufgefordert hat, nicht ihm zu glauben, sondern in ihrem eigenen Leben zu überprüfen, ob die Lehren mit den eigenen Erfahrungen bestätigt werden können. Das ist eine zutiefst wissenschaftliche Haltung!

Psychodynamische Ansätze und Achtsamkeit

Patientinnen und Patienten sollten die Form von Achtsamkeitspraxis für sich entdecken dürfen, die ihnen am meisten entspricht, oder anders ausgedrückt: „Wir müssen herausfinden, welche Achtsamkeitsinterventionen funktionieren und bei wem". Und: „Wir müssen den Einfluss des *meditierenden Therapeuten* auf das Therapieergebnis erforschen".[49] Das sind Gedanken, die mit einer psychodynamischen Sicht stimmig vereinbar sind – schließlich geht es uns ja um Übertragung und Gegenübertragung, um die Wechselwirkungen innerhalb der therapeutischen Beziehung. Entscheidend ist hier der *meditierende Therapeut*, d. h., welche Art von Achtsamkeit wir

---

47 Fulton, 2009, S. 104f
48 ebenda, S. 107
49 Germer, 2009, S. 48

auch immer unseren Patienten vorschlagen – es dürfte für sie von Vorteil sein, wenn *wir* meditieren.

Das buddhistische Konzept der Achtsamkeit kann man in den von uns vorgestellten therapeutischen Kontexten als eine Ergänzung zur therapeutischen Praxis auffassen. Dabei sollte man wissen, dass aus buddhistischer psychologischer Sicht unser therapeutisches Handeln nicht in die Tiefen vordringt wie eine inzwischen auf jahrtausendelanger Erforschung des Selbst beruhenden Praxis im Buddhismus – wobei Buddhisten auch noch davon ausgehen, dass die Vorstellung eines abgetrennten Selbst eine Illusion darstellt. Dass wir uns – nach Freud – mit der Erreichung „allgemeinen Elends" zufriedengeben, mag einem Buddhisten höchst seltsam erscheinen, für ihn wäre dies wohl eher der Beginn der Reise.[50] Es sollte darüber hinaus auch klar sein, dass die traditionelle buddhistische Psychologie keine Konzepte über psychisches Kranksein hat, und dass die Themen Persönlichkeit, Familie und Beziehungen als solche nicht vorkommen.[51]

Psychodynamische Konzepte therapeutischen Handels legen besonderen Wert auf ein Verständnis von Beziehungen und Beziehungsgestaltung. Freud kann da durchaus als Vorbild dienen, der in einer frühen Schrift das Prinzip der „gleichschwebenden Aufmerksamkeit", also nicht urteilendes, offenes Präsentsein des Psychoanalytikers forderte. Ergänzend zur therapeutischen Beziehung kommt (die Erkenntnis über) die Beziehung zum eigenen Selbst dazu. Im Kontext psychodynamischer Therapien geht es um ein hermeneutisches Verstehen dessen, was Menschen bewegt, mit sich selbst und anderen umzugehen, wie sie es tun. Die buddhistische Psychologie lädt zur Benennung irriger Annahmen über die eigene Identität ein und legt nahe, dass Ursachen Wirkungen haben. Somit kann eine dem Individuum angepasste Achtsamkeitspraxis psychodynamische Bemühungen unterstützen. Man kann allerdings mithilfe von Achtsamkeitspraxis manche Themen ebenso vermeiden oder zu Abwehrzwecken einsetzen, als da sein können: Narzisstische Perfektion und Unverwundbarkeit zu verfolgen, Ängste vor Individuation zu umgehen, Verantwortlichkeit und Verfügbarkeit zu meiden, Ängste vor Nähe zu rationalisieren, unerwünschte Gefühle zu unterdrücken, Ärger zu vermeiden, Über-Ich-Bedürfnisse nach Selbstbestrafung zu erfüllen, innere Erfahrung zu vermeiden, Vernunft, Intellekt und Nachdenken über eigene Motive zu vermeiden und Meditation als Ersatz für Trauerprozesse an-

---

50 s. Grossmann, 2004, S. 69–101
51 Engler, 2003

gesichts von Verlusten einzusetzen und Kummer aus dem Weg zu gehen.[52]

Achtsamkeit und einige Aspekte westlicher Philosophie

Achtsamkeit hat im abendländischen Denken mit Achtung zu tun. Dazu zitiere ich den Philosophen Franz-Josef Wetz: „Achtung ist ein vieldeutiges Wort. Außer Hochschätzung und Respekt drückt sie auch Warnungen (‚Achtung: Hochspannung!‘) oder die Aufforderung zum Aufpassen (‚Achtung: Vorfahrt‘) aus. Alle Verwendungsweisen möchten Aufmerksamkeit erwecken, die *Konzentration* auf etwas oder jemanden lenken. *Demnach bedeutet Achtung soviel wie Achtsamkeit.* Allerdings bedeutet, jemanden zu achten, in der Regel mehr als nur, ihn zu beachten; umgekehrt bedeutet, jemanden zu verachten, auch mehr als nur, ihm Aufmerksamkeit zu entziehen. In diesem Falle würde man ihn lediglich missachten …"[53]

Wetz führt aus, dass Kant und Schiller bezüglich Achtung eine Haltung beschreiben, derzufolge die praktische Vernunft oder das Sittengesetz eine *Verneigung im Geiste* hervorrufen. „Das Achtung gebietende Sittengesetz, das den Menschen zu selbstloser Rechtschaffenheit gemahnt, weist den Egoismus des menschlichen Eigeninteresses nach Kant … in die Schranken."[54] Kant meine, dass Achtung der Selbstliebe Abbruch tue. „Ausgehend von der Zweiteilung des Menschen in ein sittliches Vernunft- und eigeninteressiertes Sinnenwesen, betonen gleichermaßen Kant wie Schiller: Je größer die Achtung vor dem Sittengesetz, umso größer die Einschränkung und *Entwertung* des auf eigenen Vorteil bedachten Sinnenwesens! Dabei rufe das Sittengesetz selbst die Achtung vor seinen Regeln im Menschen als Vernunftwesen hervor und bewirke hierdurch eine Demütigung des Menschen als eigeninteressierten Sinnenwesens. Das Sittengesetz entlarvt unsere sinnliche Natur als moralisch prekär und erniedrigt sie auf diese Weise."[55]

---

52 Suler, 1993
53 Wetz, 2010
54 ebenda
55 ebenda

Achtung beziehe sich immer auf etwas, das höher stehe als man selbst. In diesem Sinne gehöre zur Achtung vor dem moralischen Gesetz ein Bewusstsein von der Geringfügigkeit des eigenen moralischen Werts, verglichen damit. Denn selbst die moralisch Besten schnitten schlecht ab, wenn sie ihr Verhalten mit der Vollkommenheit moralischer Exzellenz vergleichen würden.[56]

Diese Gedanken erscheinen mir hier deshalb wichtig, weil Freud vermutlich im Kant'schen Sinn geprägt war und auch wir diese Wurzeln unseres Denkens nicht völlig abgelegt haben. Es erscheint mir plausibel, dass die Übernahme des Prinzips Achtsamkeit unbemerkt von solch selbstabwertendem Denken beeinflusst sein könnte. Die Kant'schen Gedanken zielen stark auf ein strenges Über-Ich ab, und so verwundert es auch nicht, dass viele westliche Menschen, die mit Achtsamkeit beginnen, ständig darüber nachdenken oder dazu auffordern, „es richtig zu machen". Da kommt es dann z. B. zu Diskussionen über Wertfreiheit, die nicht wertender sein könnten. Es fällt Menschen der abendländischen Tradition schwer, gelassen achtsam zu sein, wahrzunehmen, was ist, und nicht sofort zu werten. Wir sollten uns deshalb der Dialektik, die ja bereits in Freuds Ansatz der gleichschwebenden Aufmerksamkeit angelegt ist, bewusst sein, dass wir ohne Urteil wahrnehmen wollen, was ist, und gleichzeitig erreichen wollen, dass wir nichts erreichen wollen bzw. Patientinnen nichts erreichen wollen *sollten*. Achtsamkeit würde in diesem Fall bedeuten, dies alles wahrzunehmen, vielleicht, wenn möglich, mit einem Lächeln.

Hier könnte uns wiederum die forschende Haltung, zu der uns Freud aufgefordert hat, behilflich sein, um zu erkennen, wie viel Über-Ich uns begleitet, wenn wir mit etwas Neuem beginnen. Es fällt uns nicht leicht, eine Haltung des „Anfängergeistes" anzunehmen, wonach wir immer wieder aufs Neue bereit sind zu beginnen, ohne Ergebnisse zu wollen. Das aber wäre genau genommen ein Ziel von Achtsamkeitspraxis: dass wir sind um des Seins willen und tun um des Tuns willen. Ich möchte betonen, dass es keinen Grund gibt, unsere herkömmliche Geisteshaltung abzulehnen. Es geht nur darum, um sie zu wissen und sie achtsam wahrzunehmen.

Möglicherweise aus den genannten Gründen entdeckten viele deutsche – und westliche – Psychotherapeuten bis jetzt vor allem den Aspekt der Achtsamkeitspraxis, den man mit „genaues Wahrnehmen" oder „genaues Hinschauen" umschreiben könnte, sodass

---

56 Wetz, 2010

viele meinen, Achtsamkeit sei nicht viel mehr als genaues Hinsehen ohne Urteil. Dass hier aufgrund unserer individualistischen Haltungen eine Gefahr der Lieblosigkeit und des mangelnden Mitgefühls bestehen kann, mag nach Kant und dem folgenden Beispiel naheliegen:

Hier ist Michel de Montaigne von Interesse, der im 16. Jahrhundert seine Essays schrieb. Einer dieser Essays mit dem Titel „Dass unsere Empfindung des Guten und Bösen großenteils von der Meinung abhängt, die wir davon haben"[57] vermittelt eine Ahnung davon, was östliche Achtsamkeitspraxis von ähnlichen westlichen Konzepten unterscheidet. Montaigne fordert genaues Hinsehen und Beobachten, jedoch klingt bei ihm ein strenger, wenn nicht teilweise gar die Menschen verachtender Ton an. Auch wenn Montaigne ein Aufklärer war und viele seiner Empfehlungen zu mehr Achtsamkeit anregen, z. B. sich bewusst zu werden, dass „was wir Übel und Pein nennen, für sich selbst genommen weder Übel noch Pein ist, sondern unsere Einbildung ihm diese Eigenschaft gibt",[58] so bietet er nichts als nüchterne Analyse, Mitgefühl scheint hier nicht vorzukommen.

Achtsamkeit, Glück und Freude

Halt an, wo läufst du hin?
Der Himmel ist in dir.
(Angelus Silesius)

Vielleicht ist es Folge der Kant'schen (und Freud'schen) Strenge, dass man in vielen deutschen Schriften zur Achtsamkeit in der Psychotherapie die Freude am Lebendigsein und am Leben vermisst. In westlichen mystischen Traditionen wird dieser Freude Raum gegeben. Darauf verweist z. B. Dorothee Sölle, wenn sie davon spricht, dass der mystische Weg einer sei, der mit dem Staunen beginne, dass alles gut sei[59]. Ähnlich sagt das auch Thich Nhat Hanh[60]. Erst nach diesem Staunen über die Schönheit der Schöpfung komme der Gang „in die Wüste", so Sölle. Sölle hat diese Gedanken in ihrem letzten Vortrag, wenige Stunden vor ihrem Tod, zur Sprache gebracht. Sie steht damit

---

57 Montaigne, 2006
58 ebenda, S. 19
59 Sölle, 2003
60 s. weiter unten in diesem Band

in einer langen Tradition. Das Anhalten von Angelus Silesius oder wie wir heute sagen würden, Innehalten, ist ja eine Voraussetzung für Achtsamkeit.

Auch die tibetische tantrische Tradition betont „Freude als Weg", sodass die Praxis der Achtsamkeit zu einer wird, bei der es vor allem um das Wahrnehmen von Freudvollem, wie wir es herbeiführen oder verhindern, geht. In diesem Sinn wird das bewusste und achtsame Wahrnehmen von freudvollen Momenten empfohlen, z. B. mithilfe eines „Freudetagebuchs"[61].

Dem bekannten buddhistischen Mönch Thich Nhat Hanh geht es nicht um Neutralität: „Wir wissen, dass das Leben ein Wunder ist – in uns und um uns herum. Wenn wir die Achtsamkeit wirklich ernsthaft praktizieren, dann werden wir all diese Wunder in uns selbst und in unserer Umgebung wahrnehmen."[62]

Viele buddhistische Autoren betonen, dass aus Achtsamkeit Glück resultiere. Matthieu Ricard geht so weit, von sich zu sagen, er sei in jedem Moment glücklich, während doch westliche Philosophen immer wieder betonen, wie flüchtig das Glück sei[63]. Für eine resilienz- und ressourcenorientierte Psychotherapie ist das bewusste Wahrnehmen und Auskosten von Momenten des Glücks und der Freude unverzichtbar. Wir können also Achtsamkeit auf diesen Bereich ausdehnen und sollten die Wirkung davon erforschen. Dazu braucht es eine andere Praxis der Achtsamkeit, nämlich eine für „Sternstunden", wie Sylvia Wetzel es nennt.

Ob der Flow-Forscher Mihaly Czikszentmihalyi Achtsamkeit im buddhistischen Sinn praktiziert, weiß ich nicht. Aus psychologischer Sicht gibt er die Empfehlung: „Darum besteht der erste Schritt zur Verbesserung der Lebensqualität darin, genau darauf zu achten, was wir jeden Tag tun, und zu erkennen, welche Gefühle die Tätigkeit, der Ort, die Tageszeit oder der Gefährte in uns auslöst ... Es gibt kein Gesetz, wonach wir alle das Leben auf ein und dieselbe Weise erfahren müssen. Das Entscheidende ist, dass Sie herausfinden, was sich in Ihrem Fall als besonders erfolgreich erweist."[64]

61 Reddemann, 2004
62 Thich Nath Hanh, 2008
63 Ricard, 2009
64 Czikszentmihalyi, S. 67

Achtsamkeit und Mitgefühl

> *Der Sinn für Heiliges hat mit meiner Hoffnung*
> *zu tun, dass meine entfernten Nachkommen in*
> *einer globalen Zivilisation leben werden,*
> *worin Liebe so ziemlich das einzige Gesetz ist.*
> *(Richard Rorty)*[65]

Zu seinem 80. Geburtstag wünschte sich Thich Nhat Hanh, dass seine Schüler ihm das Versprechen *kleiner Momente der Achtsamkeit* schenken, nicht andauernde Achtsamkeit, das sei zu groß, sondern z. B.: „Ich verspreche, dass ich von jetzt an jedes Mal, wenn ich den Wasserhahn öffne, sehen werde, wie das Wasser von den hohen Bergen und aus der Tiefe der Erde fließt, und ich werde mich der wunderbaren Berührung meiner Finger mit dem Wasser erfreuen."[66]

Hier wird die kosmische Verbundenheit deutlich. Und das Beispiel zeigt, dass es hier um etwas anderes geht als ein vom Über-Ich gesteuertes strenges Üben, das z. B. dazu führt, dass einige auch für Kranke 45-minütige Übungseinheiten empfehlen. Es sei vermerkt, dass der tibetische Buddhismus und die damit zusammenhängende Heilkunde Kranken keine Meditation verordnet, sondern hier auf Heilkräuter und heilende Rituale setzt. Sollten wir nicht die Belastbarkeit unserer Patientinnen und Patienten im Blick behalten, wenn wir eine Achtsamkeitspraxis empfehlen?

Buddhisten unterscheiden zwischen *Manasikara*, das heißt gezielte Aufmerksamkeit, und *Sati*, was Achtsamkeit bedeutet. Manasikara verändere nicht, es beruhige, schreibt Sylvia Wetzel in ihrem Beitrag, während Sati bedeutet: bemerken, was geschieht, und erinnern, was heilt. D. h. bei Sati wird immer auch der Kontext einer Erfahrung erkannt. Die Praxis von Achtsamkeit nennt man *Vipassana*, was tiefe Einsicht bedeutet, und die wiederum dient dazu, Heilsames zu erkennen und zu tun.

Thich Nhat Hanh, der in seiner vietnamesischen Heimat die Schrecken des Indochinakrieges und die Greuel des amerikanischen Militärs durchlitt, antwortet auf die Frage, wie man mit Leiden umgehen könne, so: „Du bist achtsam und Achtsamkeit hilft Dir dabei, zu erkennen, dass etwas in einem gegebenen Moment leidvoll ist. Aber jetzt entschließe ich mich, meinem Leid ein Lächeln zu schenken. Es

---

65 zit. n. Habermas, 2007
66 Thich Nhat Hanh, 2006

ist, als ob Du das Leid in Deinem Arm hältst und versuchst, von ihm zu lernen. Wir können immer von unserem Leid lernen ... Wir lernen Mitgefühl zu verstehen, weil wir selbst Leid erfahren haben ... *Du erkennst Dein Leidphänomen. Du kannst es für eine Weile festhalten, es verstehen lernen und dann Mitgefühl für Dein eigenes Leid entwickeln ...* "[67]

Auch die westliche Philosophie kennt Mitgefühl. So vertrat der 2007 verstorbene amerikanische Philosoph Richard Rorty die Ansicht, dass die Entwicklung der Menschenrechte vor allem dem Mitgefühl geschuldet sei, sodass er sagen könne, dass sie vermutlich Harriet Beecher Stowe, der Autorin von „Onkel Toms Hütte", mehr verdanke als der Moralphilosophie. In diesem Sinn ist auch das obige Zitat zu verstehen, Mitgefühl als Ausdruck von Liebe.

Wir setzen im westlichen Denken häufig Mitgefühl und Mitleid in eins. Da wir wissen, dass Mitleid beschämen und erniedrigen kann, löst das sicher zu Recht Unbehagen aus. So schreibt Nietzsche: „Wahrlich, ich mag sie nicht, die Barmherzigen, die selig sind in ihrem Mitleiden; zu sehr gebricht es ihnen an Scham. Denn dass ich den Leidenden leidend sah, dessen schämte ich mich um seiner Scham willen; und als ich ihm half, da verging ich mich hart an seinem Stolz."[68]

Ayya Khema meinte, pity, also Mitleid, sei der „nahe Feind" des Mitgefühls.[69] Mitgefühl führt dazu, dass sich der andere Mensch oder ein Teil von uns sich angenommen und gesehen fühlen kann und eben gerade nicht beschämt.

Eine anregende Erörterung der Phänomene Mitleid und Mitgefühl findet sich bei Richard Sennet in seinem Buch über Respekt[70]. Hier schildert er ausführlich zwei Helferinnen, die in ganz unterschiedlicher Weise mit ihren Schützlingen umgehen, die eine diese eher klein machend, aber auch liebevoll bemutternd, die andere ihre Autonomie respektierend, aber auch eher abwartend kühl. In Sennets Beschreibung wird für mich deutlich, wie schwer wir es mit dem Mitgefühl gerade in helfenden Berufen haben, weil wir es allzu rasch mit Mitleid „in einen Topf" werfen, was sehr verunsichernd wirken kann. Und dass wir deshalb Mitgefühl lieber auch vermeiden, auch

---

67 Thich Nhat Hanh, 2008 (Hervorhebung L.R.)
68 zit. n. Wetz, 2010
69 zit. n. Wetzel, pers. Mitteilung
70 Sennet, 2004

wenn inzwischen Empathie als wichtiger Faktor einer gelingenden Therapie bekannt ist.

Es wäre falsch anzunehmen, dass wir in unserer Tradition keine Orientierung in Richtung Liebe und Mitgefühl hätten, aber im Zuge der Aufklärung und deren weiterwirkendem Geist im Wissenschaftsbereich sind diese Begriffe auch in unserem Feld der Psychotherapie so weit ins Abseits gerückt, dass eine nach heutigen Vorstellungen wissenschaftliche Anwendung von Achtsamkeit deren Kontexte Mitgefühl, Liebe u. a. wie selbstverständlich ausblendet.

Im christlichen Kontext ist häufig von Barmherzigkeit die Rede. Ich mag dieses Wort. Laut Tischner[71] ist die althochdeutsche Grundbedeutung des Wortes *barmen* „ein Kind auf dem Schoß/an der Brust haben" und *irbarmen* „auf den Schoß setzen/an die Brust legen samt dem dazugehörigen Gefühl". Die Verbindung zwischen elterlicher, bedingungsloser Liebe und Mitgefühl wird hier also deutlich. Ähnliches führt Kierkegaard in seinem Text „Der Liebe Tun"[72] aus, wenn er schreibt: „Vom Standpunkt der Ewigkeit gilt: Die Hauptsache ist nicht, dass der Not auf jegliche Weise abgeholfen werde, sondern dass Barmherzigkeit geübt wird."[73] Und diesen Satz verstehe ich in einer Linie mit Paulus' berühmten Worten in Korinther 1,13,2 ff: „Und wenn ich prophetisch reden könnte und wüsste alle Geheimnisse und alle Erkenntnis und hätte allen Glauben, sodass ich Berge versetzen könnte, und hätte die Liebe nicht, so wäre ich nichts."

Freud hat sich dazu bekannt, er sehe sich eher als Forscher, denn als Arzt. Dies mag ein weiterer Grund sein, Mitgefühl eher auszublenden. Unbarmherzige Strenge zeichnet manche therapeutischen Wege aus, insbesondere dann, wenn es den Behandelnden in erster Linie um Forschung geht.

In vielen buddhistischen Schriften, so auch bei Kabat-Zinn, klingt an, wie essentiell Achtsamkeitspraxis als eine Mitgefühlspraxis sei. Ich habe Achtsamkeit 1972 von einem Lehrer gelernt, der in der Zen-Praxis meditierte, und es hat mich tief bewegt, als ich bei Sylvia Wetzel die Mitgefühlspraxis kennenlernte und dass diese Praxis immer beim Mitgefühl für sich selbst beginnt. Damals wurde mir bewusst, dass *Mitgefühl für uns selbst* in unserem westlichen Denken

---

71 Tischner, 2011
72 Kierkegaard, 1966
73 zit. n. Kammerl, 2008/2009

selten vorkommt und fand hierfür viele Jahre später Bestätigung in einem Vortrag von O'Flanagan[74].

Es scheint also verschiedene Gründe zu geben, warum manche deutschen Texte zur Achtsamkeit ohne Erwähnung des Mitgefühls auskommen. Der Wunsch nach wissenschaftlicher Anerkennung – im Rahmen eines bestimmten, immer seltener hinterfragten – Wissenschaftsbegriffs erscheint mir von wesentlicher Bedeutung. Dabei übersehen westliche Menschen, dass der Buddhismus als Philosophie wesentlich aus ethischem Denken besteht.

Achtsamkeit und Leiden

> *Die Menschen sollten nicht so viel nachdenken, was sie tun sollten, sie sollten vielmehr beachten, was sie sind.*
> *(Meister Eckhart)*

Genau hier sehe ich einen besonders bedeutsamen Ansatz für die Verbindung von Achtsamkeitspraxis, Psychotherapie und Psychosomatik. Die christliche Mystik wusste um die Freudefähigkeit des Menschen ebenso wie um sein Leiden. Die Vorstellung, dass einer gekommen ist, um unser aller Leid auf sich zu nehmen, kann ja durchaus tröstlich sein. In jedem Fall gründet sie auf einer Erkenntnis unabweisbarer Phänomenologie des Leidens. In den Lehren des Buddha geht es darum, Leiden – das er für unvermeidbar hält – zu beenden.

Achtsamkeit spielt in der Möglichkeit der Beendigung von Leiden eine entscheidende Rolle. Menschen kommen in Behandlung, also auch in Psychotherapie, weil sie ihr Leiden beenden wollen. Zweifellos wird man sich nach Kenntnis der Vorschläge des Buddha zur Beendigung von Leiden fragen können, ob denn unsere westliche Psychotherapie überhaupt ausreichend hilfreich sein kann. Sie ist es sicher nicht in jedem Fall im buddhistischen Sinn. Andererseits gibt es auch immer wieder Erzählungen, dass „erwachte" östliche Lehrer Rat und Hilfe bei westlichen Ärzten und Psychotherapeuten suchen. So berichtet Jeremy Safran davon, dass ihn sein tibetischer Lehrer zu seinem großen Erstaunen um Hilfe hinsichtlich erheblicher Ängste bat.[75] Die Erfah-

---

74 zit. n. Goleman, 2003
75 Safran, 2003

rung lehrt, dass sich viele Psychotherapiepatienten durch ihre Behandlungen als „geheilt" begreifen. Eine tiefer gehende Diskussion der Frage „Was ist Heilung?" ist an dieser Stelle nicht möglich. (So viel sei erlaubt: Aus eigener Erfahrung weiß ich, dass eine spirituelle Praxis Dimensionen erschließt, die Psychotherapie nicht erschließen kann.) Immerhin wusste auch Paracelsus, dass die Natur (Gott) heilt, und der Arzt nur kurieren kann. Unser ärztlich-therapeutisches Ziel sei also bescheiden.

Wenn wir in der Psychotherapie davon sprechen, dass Patienten aufgrund „unspezifischer" Faktoren von einer Psychotherapie profitieren, dann bedeutet dies auch, dass sie sich einen achtsamen Umgang durch uns wünschen. Untersucht man dies genauer, so meinen Patienten damit immer auch Mitgefühl und nicht nur Einsichtsvermittlung und Wertneutralität. Freud ging es vor allem um „Wahrheit" und Einsicht. Er meinte, „er sei nicht gerne die Mutter in der Übertragung", während andere, wie z. B. Ferenczi und Balint oder auch Alfred Adler das Mütterliche in Übertragung und Beziehung für wichtig hielten. (Liest man jedoch die Berichte von Freuds Patienten, sieht man, wie sehr er sich fürsorglich um sie bemühte; u. a. Blums Bericht über seine Analyse bei Freud[76].)

Nicht zuletzt durch die Bindungsforschung wissen wir, wie wichtig Empathie ist. Weniger bekannt ist aber, dass Empathie für sich selbst mindestens ebenso wichtig ist. Leidende Menschen fühlen sich durch Mitgefühl getröstet, zunächst durch Mitgefühl, das ihnen andere entgegenbringen, aber sie können auch lernen, mit sich selbst mitfühlend zu sein und sich selbst in der Vorstellung liebevoll zu umarmen.[77]

Achtsamkeit und Liebe

> *... das notwendigste Werk ist stets die Liebe.*
> *(Meister Eckhart)*

Im Buddhismus drückt sich im Begriff „citta", das mit Geist übersetzt wird, aber eigentlich Herz/Geist meint, die Verbindung von kognitiv geistig-intellektuellen Zuständen mit emotionalen, also „dem Herzen" aus. Und: Achtsamkeit schwäche die Herrschaft der Konzepte,

---

76 s. Pohlen, 2006
77 Reddemann, 2001

meint Loden Sherab Dagyab Rinpoche[78], weil man nämlich Konzepte als bloße Konzepte erkennt.[79] Die Pflege der Herzensqualität hat mich an der Achtsamkeitspraxis besonders angesprochen.

Ein westliches Pendant zur mitfühlenden Achtsamkeitspraxis sehe ich in Erichs Fromms „Kunst des Liebens"[80]. Heilkunde könnte in Anlehnung an Erich Fromm verstanden werden als die tätige Sorge für das Leben und das Wachstum dessen, den wir begleiten – und für uns selbst. Jedoch scheinen wir uns nicht selten wie der Prophet Jona zu verhalten, dessen Geschichte uns Fromm ins Gedächtnis ruft:

Gott hat Jona beauftragt, sich nach Ninive zu begeben und die Bewohner zu warnen, dass sie bestraft würden, wenn sie ihren Lebenswandel nicht ändern. Jona will sich dem Auftrag entziehen, weil er fürchtet, die Bewohner Ninives könnten bereuen und Gott würde ihnen dann vergeben. Er ist ein Mann mit einem starken *Gefühl für Gesetz und Ordnung*, aber ihm fehlen Achtsamkeit und Liebe. Dass er sich im Bauch des Walfisches wiederfindet, ist nach Fromm ein Symbol für seine Isoliertheit und Gefangenschaft, in die er durch seinen Mangel an Liebe und Solidarität geraten ist. Gott rettet ihn und er geht nach Ninive. Er predigt den Bewohnern, was Gott ihm aufgetragen hat, die Bewohner bereuen ihre Sünden und bessern ihren Lebenswandel. Gott vergibt ihnen und beschließt, die Stadt nun doch nicht zu vernichten. Jona ist ärgerlich und enttäuscht darüber. Er will, dass Gerechtigkeit und nicht Gnade walten soll. Gott erklärt Jona, dass das Wesen der Liebe darin besteht, für etwas „zu arbeiten" und „etwas aufzuziehen", dass Liebe und Arbeit nicht voneinander zu trennen sind. Man liebt das, wofür man sich müht, und man müht sich für das, was man liebt.[81]

Der liebende Mensch antwortet, weil er achtsam ist. Er fühlt sich für seine Mitmenschen genauso verantwortlich wie für sich selbst. Und er ist achtsam und mitfühlend mit seinen Mitmenschen, weil er es mit sich selbst ist.

Der moderne Arzt/Psychotherapeut besteht weniger auf Gerechtigkeit, sondern eher auf Wissenschaftlichkeit in einem sehr eng umschriebenen Sinn, der z. B. klinische Erfahrung inzwischen weitgehend ausschließt. Da geraten Liebe und Mitgefühl leicht in Vergessenheit.

---

78 Loden Sherab Dagyab Rinpoche, 2004, S. 65
79 Wetzel, 2011
80 Fromm, 1956, 1981
81 ebenda, S. 455f

Achtung vor dem anderen und sich selbst ist nicht möglich ohne ein Bemühen um ein wirkliches Kennen der eigenen Tiefe und der des anderen. Erkenntnis, die Fromm einen Aspekt der Liebe nennt, ist ebenfalls ein Aspekt des Heilens und ist mit Fürsorge, Verantwortungsgefühl und Mitgefühl verbunden. Erkenntnis wäre leer, wenn sie nicht von der Fürsorge für den anderen (und für sich selbst) motiviert wäre. Daher scheint mir, dass Achtsamkeit *nur* unter dem Aspekt des wertfreien Wahrnehmens nicht ausreicht für eine Heilkunde, die auch Heilkunst sein will.

Ausblick

Psychodynamisch arbeitende Psychotherapeutinnen und -therapeuten, die Achtsamkeit in ihre Arbeit integrieren wollen, verfügen über einen reichen Schatz in ihrer Tradition, der sich mit buddhistischer Achtsamkeitspraxis bereichern lässt. Es ist möglich, Achtsamkeits- und psychotherapeutische Praxis zu verbinden, denn bei genauer Betrachtung gibt es schon seit Freud gewisse Ansätze für diese Praxis. Eine Beschäftigung mit unserer eigenen philosophischen und psychoanalytischen Tradition könnte ebenfalls dazu beitragen, dass wir uns so viel wie möglich mit dem verbinden, was bereits da ist und so viel wie nötig aus anderen Traditionen und deren Lebensweisheiten zu schöpfen.

Dass wir heute genauere Kenntnisse haben, Achtsamkeit mit unserer Arbeit ohne Scheu zu verbinden, versetzt uns in die Lage, uns in Praxis und Theorie Fähigkeiten anzueignen, die unsere Arbeit bereichern und die uns helfen können, mit Achtsamkeit, Mitgefühl und Freude das, was wir tun, zu untersuchen, Überkommenes als wertvoll oder als nutzlos zu erkennen und daraus unsere Schlüsse zu ziehen.

Zusammenfassung

Das Anliegen dieses Beitrags war es, Achtsamkeit in einen größeren klinischen Kontext zu stellen als den des urteilsfreien Wahrnehmens. Zunächst habe ich den historischen Hintergrund und deutlich gemacht, dass Achtsamkeit und Psychotherapie in Deutschland auf eine sehr kurze Geschichte zurückgreifen, es jedoch einen größeren historischen Zusammenhang gibt, der uns zu bedeutenden psychoanalytischen Forscherinnen und Forschern führt.

Danach habe ich versucht, Achtsamkeit nicht nur mit Urteilsfreiheit, sondern mit ethischen Werten wie Liebe und Mitgefühl in Zusammenhang zu bringen. Dazu habe ich mich auf einige abendländische Philosophen und auch den christlichen abendländischen Hintergrund bezogen.

3 Aufmerksamkeit, Achtsamkeit und Erwachen – buddhistische Perspektiven

Sylvia Wetzel

> *Einen Weg gibt es, ihr Mönche, der zu der*
> *Wesen Reinheit führt,*
> *zur Überwindung von Sorge und Jammer, zum*
> *Untergang von Schmerz und Kummer,*
> *zur Gewinnung des rechten Pfades und zur*
> *Verwirklichung des Nirvana,*
> *nämlich die vier Grundlagen der Achtsamkeit.*
> *Sutra von den Grundlagen der Achtsamkeit*
> *(Buddha)*[82]

Achtsamkeit ist heute ein Modewort. Achtsamkeit ist „in". Mitte der 1990er Jahre fragt mich eine Teilnehmerin nach einem Vortrag, was ich eigentlich mit diesem altmodischen Wort „Achtsamkeit" meine: „Meinst du damit Aufmerksamkeit?" – „Ja, schon, aber damit ist noch viel mehr verbunden." Achtsamkeit ist viel, viel mehr als bloße Aufmerksamkeit, unendlich viel mehr als bloßes bewusstes Wahrnehmen mit den Sinnen. Was genau diesen Unterschied ausmacht, davon handelt dieser Beitrag. Zum Bedeutungsspektrum von Achtsamkeit gehört: Aufmerksamkeit, Rücksichtnahme, Umsicht, Respekt und Achtung. Nicht gemeint ist: „Pass bloß auf!" oder „Achtung, fertig, los!"

---

82 In: Die Reden des Buddha, Mittlere Sammlung, Majjhima Nikaya 10 und in: Das Große Sutta von der Achtsamkeit, Maha-Satipatthana Sutta, Die Reden des Buddha, Längere Sammlung, Dhiga Nikaya 22. Sutta 22 ist enthalten in: Nyanaponika, 1975. Weitere Reden des Buddha zum Thema Achtsamkeit in: Meditationstexte des Pali-Buddhismus (2003).

Der Pali-Begriff *sati*, Skt. *smriti*, tib. *dranpa*, lässt sich nicht genau in eine europäische Sprache übersetzen.[83] Das englische *mindfulness* weckt die Assoziation von Denken oder Aufpassen, das spanische *atención consciente*, bewusste Aufmerksamkeit, deutet auf den Aspekt der Bewusstheit hin.

Der Pali-Begriff *sati* hat zwei wichtige Bedeutungsnuancen: bemerken und erinnern. Weitere Bedeutungen sind: Eingedenksein, Besinnung, Sich-ins-Gedächtnis-Rufen, Erinnerung, Im-Gedächtnis-Bewahren, Gründlichkeit, Nichtvergessslichkeit. Zentrale Bedeutung des Sanskrit-Begriffs *smrti* ist Gedächtnis. In Indien ist *smriti* der Begriff für eine eigene Gruppe von Texten, die das überlieferte Wissen sammeln, und er steht damit nicht nur für die individuelle Erinnerung sondern auch für die kulturelle.[84]

Merken, was geschieht, und erinnern, was heilt

Ich werde im Weiteren den deutschen Begriff „Achtsamkeit" verwenden. Als buddhistischer Terminus bedeutet Achtsamkeit kurz gefasst: merken, was jetzt geschieht, und erinnern, was heilsam ist: das, was mich und andere heilt. Dazu gehört die Erinnerung des Gelernten, Selbstbeobachtung, aber auch Meta-Aufmerksamkeit[85] oder beobachtende Bewusstheit. Es geht im Buddhismus immer um *rechte* oder angemessene Achtsamkeit, *samma sati*, d. h. um heilsame Achtsamkeit, die eine positive Auswirkung auf unser eigenes Leben und auf unser Verhalten zu anderen hat. Achtsamkeit ist eine Fähigkeit, *indriya*, die alle Menschen etwa ab dem Schulalter besitzen und die

---

83 Wenn nicht anders erwähnt, werden fremdsprachliche Termini in Pali genannt, der Sprache des ältesten buddhistischen Kanons (Pali-Kanon), der in seinen wesentlichen Teilen auf Englisch bei der Pali-Text-Society und auf Deutsch im Verlag Beyerlein und Steinschulte, Herrschrot vorliegt (www.buddhareden.de).
84 Wetzel, 2010
85 Wallace in Ekman, 2009

durch gezielte Schulung zu einer heilsamen Kraft, *bala*, werden kann.[86]

Rechte Achtsamkeit ist eines der sieben *Erleuchtungsglieder*, d. h. sie ist eine der unverzichtbaren Fähigkeiten auf dem Weg zum Erwachen.[87] Und Achtsamkeit ist das siebte Glied des *achtfachen* Pfades, des Weges, den der Buddha allen Übenden empfiehlt.[88]

Achtsamkeit ist eine zentrale, wenn nicht *die* zentrale buddhistische Übung. Rechte Achtsamkeit ist ein heilsamer Geistesfaktor. Sie fördert und ermöglicht die Unterscheidung zwischen heilsam und unheilsam. Sie ist moralisch nicht neutral, sondern will heilsames Verhalten fördern.[89] Achtsamkeit brauchen wir in der Übung und im Alltag. Wenn ich bemerke, was *jetzt* gerade geschieht – schwitzen, Ärger, Gedankenschleifen – und mich an das erinnere, was heilt und was ich eigentlich will – zuhören, Küche aufräumen, X anrufen, den Atem spüren, weniger Hektik leben, einen Tag pro Woche ohne Termine verbringen –, dann werden die Übung und mein Leben klarer und leichter.[90]

---

86 Thich Nhat Hanh, 1988, 1989

87 Die sieben Erleuchtungsglieder: 1. Achtsamkeit, *sati*, 2. Lehr- oder Wahrheitsergründung, *dhamma vicaya*, 3. Willenskraft, *viriya*, 4. Verzückung, *sukha*, 5. Gestilltheit, Ruhe, *passadhi*, 6. Sammlung, Konzentration, *samadhi*, 7. Gleichmut, als Resultat der vierten Sammlungsstufe, *upekkha*. Die Sieben Erleuchtungsglieder nach Jack Kornfield: Drei sind passiv: Sammlung, Ruhe oder Gestilltheit, Gleichmut. Drei sind aktiv: Bemühen, Lehrergründung, Seligkeit. Der Schlüssel zum Weg ist Achtsamkeit.

88 Die Glieder des achtfachen Pfades: Sie werden traditionell in drei Gruppen eingeteilt: Weisheit, Ethik und Sammlung, *prajna, sila, samadhi*.
• Weisheit, *prajna*: 1. rechte Ansicht oder Einsicht: in die vier Wahrheiten. 2. rechte Absicht oder Einstellung: gier-, hass- und wahnlos.
• Ethik, *sila*: 3. rechte Rede: vier unheilsame Handlungen der Rede vermeiden und die entsprechenden heilsamen Handlungen pflegen. 4. rechtes Verhalten: drei unheilsame Handlungen der Rede vermeiden und drei heilsame Handlungen der Rede üben. 5. rechter Lebenserwerb: weder sich selbst noch anderen schaden.
• Sammlung, *samadhi*: 6. rechtes Bemühen: die vier edlen Kämpfe, *vayama*, 7. rechte Achtsamkeit: die vier Grundlagen der Achtsamkeit, *sati*, 8. rechte Sammlung: die vier Sammlungsstufen, *jhana*.

89 Nyanatiloka, 1983, S. 203

90 Richard, 2010

Bewusstheit und Ethik

Achtsamkeit ist Anfang des dritten Jahrtausends im Westen zum Modewort geworden. Und wenn etwas Mode wird, vergisst und übersieht man leicht den Kontext. Das ist normal. Jeans waren ursprünglich Arbeitskleidung, und sie werden seit fünfzig Jahren immer schicker. Achtsamkeit wird, seit es Mode geworden ist, leider oft verwechselt mit bloßer Aufmerksamkeit, *manasikara*, Skt. *manaskara*, tib. *yid la byed pa*. Bloße Aufmerksamkeit ist moralisch neutral. Aufmerksamkeit ist das bloße Bemerken z. B. von Sinneswahrnehmungen – Klang, Duft, Geschmack, Berührung, Form und Farbe – *vor* der Benennung als Husten, Gestank, bitter, weich, Baum. Sie ist Voraussetzung dafür, dass wir uns einer Erfahrung *bewusst* werden können.

Zurückkehren zur bloßen Aufmerksamkeit ist eine einfache und nützliche Übung. Sie kann eine sehr entspannende Wirkung haben, da wir uns für einige Zeit nicht in Gedanken und Bewertungen verwickeln. Unfreundliche Gedanken und Bewertungen können sehr viel schädlichen und unnötigen Stress erzeugen, freundliche Gedanken können allerdings auch viel Wohlbefinden auslösen. Bloße Aufmerksamkeit reicht allerdings nicht aus für ein sinnvolles und mitfühlendes Leben.

Bloße Aufmerksamkeit ist nicht das Gleiche wie nicht-urteilendes Gewahrsein. Es beinhaltet die Fähigkeit, Urteile zu bemerken und sie weise abzuwägen. Darauf komme ich später noch einmal zurück. Bloße Aufmerksamkeit tut gut, und sie entspannt, weil wir uns nicht in Urteilen verheddern, aber sie hilft uns nicht, die Urteile zu bemerken und zu unterscheiden, welche hilfreich sind und welche nicht. Dazu brauchen wir Achtsamkeit, und zwar rechte Achtsamkeit.

In einer traditionellen Liste der 51 bzw. 52 Geistesfaktoren wird bloße Aufmerksamkeit als einer der *fünf allgegenwärtigen Geistesfaktoren* genannt.[91] Diese fünf sind: 1. Gefühl, 2. Unterscheidung bzw. Wahrnehmung, 3. Absicht, 4. Kontakt, 5. geistiges Befassen oder gezielte oder bloße Aufmerksamkeit, Skt. *vedana, samjna, cetana, sparsha, manaskara*. Bloße Aufmerksamkeit ist die Ausrichtung auf ein bestimmtes Objekt. Sie gehört zu jeder vollständigen, d. h. *bewussten* Erfahrung. Bloße Aufmerksamkeit ist ein moralisch neutrales Element der Wahrnehmung. Sie kann ein erster Schritt hin zur

---

91 Lama Yeshe, 2002, S. 123

Achtsamkeit sein. Die Übung der bloßen Aufmerksamkeit bzw. das Achten auf Sinneswahrnehmungen beruhigt körperliche, emotionale und geistige Unruhe, sie verändert uns aber nicht.[92] In derselben Liste wird Achtsamkeit als einer der *fünf das Objekt bestimmenden Faktoren* genannt. Durch diese fünf Faktoren wird eine bewusste Erfahrung für uns relevant, d. h. sie bekommt Bedeutung für uns. Dazu gehören: tiefes Interesse, Vertrauen, Achtsamkeit, Sammlung, Intelligenz, Skt. *chanda, adhimoksha, smrti, samadhi, prajna.*[93]

Achtsamkeit ist eine Fähigkeit, die alle Menschen besitzen, und durch kontinuierliche und hingebungsvolle Übung können wir sie zur Kraft der rechten Achtsamkeit entwickeln. Rechte Achtsamkeit ist das siebte Glied des achtfachen Pfades. Das Adjektiv „recht" oder „angemessen" bei allen Gliedern des achtfachen Pfades weist auf die systematische Übung und auf das Ergebnis dieser Übung hin. Bei Achtsamkeit ist das die Fähigkeit, zwischen heilsamem und unheilsamem Verhalten zu unterscheiden, zwischen dem was uns und andere heilt oder verletzt.

Der US-amerikanische Mönch Bhikkhu Bodhi[94] nennt drei weitere Aspekte, die mit rechter Achtsamkeit verbunden sind: 1. Erinnern, Abwesenheit von Irrung. 2., Wissensklarheit, *sampajanna*; Skt. *samprajana*, tib. *shes bzhin*, die Fähigkeit zur Selbstbeobachtung: Bin ich noch bei der Sache? 3. *appamada*, Beachtung; die Fähigkeit, die Qualität der Aufmerksamkeit zu überwachen; tib. *bag yod pa*, Gewissenhaftigkeit, strebsam, nicht schlaff, unermüdlich. Ein paar zeitgenössische Zitate sollen das Spektrum von Achtsamkeit verdeutlichen:

> *Lasst uns wieder ganz werden.*
> *(Thich Nhat Hanh)*

> *Nichturteilendes Gewahrsein von Moment*
> *zu Moment.*
> *(Jon Kabat-Zinn)*

> *Die angeborene Fähigkeit vom augen-*
> *blicklichen Erleben zu lernen.*
> *(Jack Kornfield)*

---

92 Wallace in Ekman, 2009, S. 72
93 Lama Yeshe, 2002, S. 123
94 Wallace in Ekman, 2099. S.78

Das Herz der Meditation.
(Nyanaponika)

Die Abwesenheit von Nichtvergesslichkeit.
(Bhikhu Bodhi)

Achtsamkeit ist eine große Hilfe, um die
Refraktärzeit zu verkürzen. Nach jeder
Emotion folgt eine Phase, in der wir gebunden
sind an diese Emotion und nichts Neues
denken können.
(Paul Ekman)

Beruhigen und Verstehen

Der Buddhismus lehrt zwei große Gruppen von Übungen: Sammlung und Einsicht, auch Ruhe und Klarblick genannt, *samatha* und *vipassana*. Sammlung und Ruhe sind nützlich und hilfreich, führen aber nicht zur Befreiung und zum Erwachen. Genau wie bloße Aufmerksamkeit sind auch Konzentrations- oder Sammlungsübungen moralisch neutral. Sie beruhigen für den Moment, verändern uns aber nicht. Was uns hingegen zum Positiven verändert, ist Einsicht, Klarblick, tiefes Erkennen, *vipassana*, Skt. *vipashyana*. Als positiv gilt im Buddhismus ein offenes Herz und ein klarer Geist oder Klarheit und Einfühlung, traditionell Weisheit und Liebe genannt. Wenn wir wacher und bewusster erkennen, was wir denken, sagen und tun, dann spüren wir die tiefe Verbundenheit mit allem, was ist, und leben und handeln aus dieser Haltung heraus. Der Terminus Vipassana im weiteren Sinn umfasst auch die Übungen, die zu tiefer Einsicht führen. Vipassana als Klarblick im engeren Sinn bedeutet Einsicht in die konventionelle Wirklichkeit und in die letztendliche Wirklichkeit.

Konventionelles Vipassana bezieht sich auf unsere alltäglichen Erfahrungen. Die enge Definition besagt, wir erkennen in jedem Augenblick die drei Daseinsmerkmale: Unbeständigkeit, Leiden, Nicht-Ich, *anicca, dukkha, anatta*. Einsicht in Unbeständigkeit bedeutet, wir begreifen, dass sich alles – wir und die Welt, der Buddhismus und unsere Beziehungen, der Staat und die Wirtschaft – ständig verändert. Das einzig Beständige ist der Wandel, sagt der Volksmund. Einsicht in Leiden bedeutet, wir begreifen, dass keine einzige Erfahrung uns auf Dauer zufriedenstellt. Einsicht in Nicht-Ich oder in die Nichtfestigkeit des Ich bedeutet, wir begreifen, dass wir unsere Erfahrungen – d. h. uns selbst und die Welt – nie vollständig in den Griff kriegen. Es gibt keine Instanz in uns, die Erfahrungen besitzt und kontrollieren könnte. Dem Buddha zufolge gibt es auch keine Instanz im Außen, die die Kontrolle hat: weder Gott noch ein universelles Bewusstsein.

Für Buddha sind wir Menschen und die Welt ein See von Bedingungen, den niemand steuert. Das entdecken wir, wenn wir genau hinschauen, d. h. wenn wir Achtsamkeit üben. Wenn wir nicht genau hinschauen, halten wir an Freude und Leid fest, ärgern uns über Unbeständigkeit und strengen uns vergeblich an, unser Leben und die Welt in den Griff zu kriegen. Das nennt man: unachtsam oder in Verblendung leben. Das bedeutet nicht, dass wir uns nicht am Leben freuen können, sondern das genaue Gegenteil. Wenn wir keine überzogenen Erwartungen an uns selbst, an Dinge, Menschen und Umstände stellen, können wir alles genießen als kostbar und einzigartig, gerade weil alles unbeständig ist und sich ständig verändert. Tiefes, letztendliches Vipassana ist Einsicht in die Natur des Geistes, in unser wahres Wesen, in Buddha-Natur. Darüber mehr später.

Die vier Grundlagen der Achtsamkeit

Die folgenden Überlegungen sind inspiriert von Ayya Khema und beruhen auf meiner praktischen Arbeit in der Begleitung von Menschen in Meditationskursen in den letzten 25 Jahren. Rechte Achtsamkeit bedeutet bemerken, was jetzt im Augenblick geschieht. Wir achten auf vier Bereiche oder Grundlagen, *sati-patthana*.[95]

1. Wir achten auf Körperliches, *kaya*: auf das Atmen, auf die Empfindungen beim Sitzen, Gehen, Stehen, Liegen und Bewegen.
2. Wir achten auf Grundgefühle, *vedana*, und unsere emotionalen Reaktionen darauf. Der Grund dafür, warum Ayya Khema die emotionalen Reaktionen bei diesem zweiten Bereich einordnete, ist der: Wir nehmen normalerweise diese Grundgefühle gar nicht wahr. Wir können nur von unseren emotionalen Reaktionen auf sie schließen. Es werden die uns vertrauten Grundgefühle unter-

---

95 Wetzel, 1999a, S. 22; 1999b, S. 118ff; 2002, S. 16ff; 2008, S. 22ff

schieden: angenehm, unangenehm und weder-noch oder neutral. Der Buddhismus kennt keinen Sammelbegriff für Emotionen, sondern unterscheidet, ob wir mit aufgewühlten Emotionen, *klesha*, oder mit heilsamen Einstellungen, *brahmavihara*, darauf antworten. Reagieren wir mit aufgewühlten Emotionen, erleben wir als Folge unangenehme Gefühle. Auf Angenehmes reagieren wir meist mit Festhalten, Mehr-Wollen oder Bedauern; auf Unangenehmes mit Abwehren, Leugnen, Wegrationalisieren, Trauer, Flucht oder Kampf; auf Neutrales reagieren wir erst mit Desinteresse und Langeweile und dann mit Abwehr.

Wenn wir diese Reaktionen und die ihnen zugrundeliegenden Grundgefühle bemerken, können wir stattdessen ein heilsames und heilendes Umgehen mit Gefühlen einüben. Die klassische Liste nennt vier heilende oder himmlische Gefühle: 1. Liebe bzw. Freundlichkeit, 2. Mitgefühl, 3. Freude bzw. Mitfreude und 4. Gleichmut. In diesem Fall üben wir bei Angenehmem Freundlichkeit und Freude oder Mitfreude und auch Dankbarkeit, Teilen und Gleichmut. Bei Unangenehmem üben wir Mitgefühl und Gleichmut bzw. heitere Gelassenheit, und bei neutralen Erfahrungen üben wir Interesse und genaues Hinschauen.[96]

3. Wir achten auf unsere Grundstimmungen[97] bzw. Geisteszustände, *citta*: z. B. drei Gifte, *klesha*, bzw. ihre Abwesenheit. Ayya Khema betonte, dass die emotionalen Reaktionen in erster Linie situativ und kurzfristig sind, die Grundstimmungen aber eher langfristig. Wenn wir sie nicht bemerken, halten wir die Welt für schlecht oder gut. Wenn wir sie bemerken, halten wir sie meist für unseren Charakter. Die Tradition unterscheidet drei Grundhaltungen, die unser Leben vergiften, daher nennt sie sie die drei Gifte: Gier, Hass und Verblendung. Wir können unsere Grundstimmungen auch anhand der fünf Hindernisse untersuchen. Diese werden meist dem vierten Bereich zugeordnet, mir scheint die der dritte Bereich der rechte Ort. Eines der fünf Hindernisse dominiert meist: Habenwollen, Nichthabenwollen, Trägheit oder Sturheit, Selbstzweifel und Zweifelsucht, Unruhe und Sorgen. Weitere Haltungen, die wir untersuchen können: verkrampft, zerstreut, unentfaltet, ungesammelt, nicht befreit und ihr jeweiliges Gegenteil.

4. Wir achten auf die Gedanken bzw. Gegebenheiten, *dharma*. Das sind unheilsame und heilsame Haltungen und Gegebenheiten.

---

96 Wetzel, 2007, S. 137ff
97 Ayya Khema, 1997

Dazu zählen u. a. die fünf Skandhas, die zwölf Grundlagen, die sieben Erleuchtungsglieder u. v. m. Das Wichtigste in diesem Bereich ist für mich die Fähigkeit, Gedanken als Gedanken zu erkennen. Das ist der Königsweg zum Erwachen und auch das Schwierigste auf dem Weg, denn wir halten uns und die Welt für das, was wir über uns denken. Das bedeutet jetzt nicht, dass wir das Denken vermeiden sollten. Das wäre nicht besonders klug und würde uns das Leben sehr erschweren. Wenn wir Gedanken, Urteile, Vorurteile, Meinungen und Ansichten als Gedanken erkennen, können wir sie als Vorschläge, als Arbeitshypothesen nutzen, und dann entdecken wir unendlich viel Raum. Wir können sie überprüfen und das Heilsame tun, und das Unheilsame lassen.

Zentral für die Übung der Achtsamkeit v. a. in der tibetischen Tradition sind die *Motive* unseres Handelns, und zwar die kurzfristigen und die langfristigen. Der tibetische Wanderpoet und Meister aus dem 19. Jahrhundert, Patrul Rinpoche, formulierte kurz und bündig: Das einzig langfristig sinnvolle Objekt der Sammlung und der Achtsamkeit ist Mitgefühl bzw. Bodhicitta, der Wunsch zum Wohle aller Wesen zu erwachen. Das ist eher die ‚Oberstufe‘ der Praxis, vielleicht sogar das Postgraduiertenprogramm. Wir beginnen mit der Achtsamkeit für die *vier Bereiche:* Körperliches, Gefühle und Reaktionen, Grundstimmungen und Gedanken.

Achtsamkeit, Entspannung und Muße

Achtsamkeit heißt bemerken, was jetzt gerade geschieht, und erinnern, was hilft und heilt, mich und andere. Beides – bemerken und erinnern – geschieht *mühelos.* Was *Mühe* kostet, ist das Schaffen des Settings, die Bereitschaft, genau hinzuschauen, immer und immer wieder. Und das ist nur in Muße möglich. Wenn wir unter Strom stehen und durchs Leben hetzen, wenn wir müde oder angespannt, enttäuscht oder wütend sind, können wir nicht genau hinschauen. Muße bedeutet nach Hannah Arendt: frei sein von äußeren und inneren Zwängen[98]. Mit Muße sind wir frei von der Vorstellung: „Ich sollte lieber etwas Vernünftiges machen und nicht bloß herumsitzen

---

98 Wetzel, 2004a

und nichts tun." Wir können unterschiedliche Meditationstechniken nutzen, wenn wir entspannen wollen. Die Praxis der bloßen Aufmerksamkeit beruhigt und entspannt. Und wenn wir dann „fit sind wie ein Turnschuh", wach und entspannt, wenn wir Muße haben, dann können wir Achtsamkeit üben. Wir brauchen also Muße, wenn wir selbst denken und unsere Prioritäten überprüfen wollen. Wir brauchen Muße, wenn wir genau hinschauen und unsere Erfahrungen liebevoll wahrnehmen und annehmen wollen. Auch Muße können wir lernen, wenn sie uns am Herzen liegt. Dann bleiben wir am Ball und üben, immer und immer wieder.

Konventionelle und tiefe Einsicht

Wie bereits gesagt, bezieht sich konventionelles Vipassana auf unsere alltäglichen Erfahrungen, auf die Bewegungen im Geist. Wenn wir in jedem Augenblick die drei Daseinsmerkmale – Unbeständigkeit, Leiden, Nicht-Ich – erkennen, haben wir Einsicht in die Gesetze des bedingten Lebens gewonnen: Keine Erfahrung stellt auf Dauer zufrieden, alles verändert sich ständig, und wir kriegen das Leben nicht völlig in den Griff. Der Schluss des Buddha daraus ist: Da wir keine Kontrolle über unsere Erfahrungen erlangen können, gibt es auch keinen Besitzer dieser Erfahrungen, ergo kein Ich als feste Instanz.[99]

Was bedeutet nun tiefes, letztendliches Vipassana? Das bedeutet Einsicht in die Natur des Geistes, in Buddha-Natur, *nibbana*, jap. *kensho, satori*. Das ist die Tiefendimension des Geistes, die in allen Formen des Erkennens spürbar und erlebbar ist. Bloße Aufmerksamkeit und rechte Achtsamkeit – die Fähigkeit, Zusammenhänge und Bedeutung zuzuschreiben – sind möglich, weil die Natur des Geistes offen oder unfassbar, klar und leuchtend und feinfühlig oder bezogen ist. Man kann sagen, Achtsamkeit ist der Zipfel Buddha-Natur, den wir alle in den Händen halten. Der erst 1997 verstorbene tibetische Meister Urgyen Tulku[100] brachte es so auf den Punkt: Derselbe Begriff, unterschiedliche Bedeutung. Was wir zuerst Achtsamkeit nennen, enthüllt sich bei immer tieferem Hinschauen als Buddha-Natur. Wie können wir das entdecken? Zuerst üben wir Achtsamkeit bei

---

99 Wetzel, 2004b; Lama Yeshe, 2007, 2009
100 Tulku Urgyen Rinpoche, 2003, S. 147

Atmen, Gehen und Sitzen, und dann lernen wir Gedanken als Gedanken zu erkennen. Wenn uns das immer häufiger gelingt, achten wir auf das, was denkt, auf das, was wahrnimmt. Das geht nicht direkt, denn wir können das, was bemerkt, nicht anschauen, wir können uns dessen aber innewerden. Wir können auch unsere Augen nicht anschauen, uns aber, weil wir sehen, innewerden, dass wir Augen haben. Die Tradition nennt das „den Geist mit dem Geist betrachten". Inspirieren auf diesem Weg kann uns die These: Das, was merkt, ist frei und war immer schon frei.

Der erste Schritt ist also: Gedanken als Gedanken erkennen. Der zweite Schritt: sich dessen innewerden, was wahrnimmt. Sind wir damit vertraut, kippt die Erfahrung und wir erleben nicht-urteilendes Gewahrsein. Das kann man nicht „machen", es ist ein Perspektivwechsel. Die Basis der Identifikation sind nicht mehr die Prozesse, die ablaufen, die Inhalte, sondern das, was das alles bemerkt. Wir ruhen sozusagen in der Hängematte der Achtsamkeit und identifizieren uns mit dem, was bemerkt. Das ist immer noch dualistisch, denn Gewahrsein sieht Empfindungen, Gefühle, Stimmungen und Gedanken. Die indische Tradition nennt das den inneren Beobachter oder den Seher oder den Zeugen und meint damit den passiven Geist, der alle Erscheinungen nur beobachtet, ohne einzugreifen.

Das Erleben dieser Perspektive gilt im Buddhismus aber nicht als das Ende oder das Ziel. Erst, wenn wir erkennen, dass das, was bemerkt, und das, was bemerkt wird, nicht zweierlei ist, dass Subjekt und Objekt nicht zwei unterschiedliche Substanzen sind, sondern ein untrennbares Ganzes, dann ist das Erwachen. Das ist Wesensschau, jap. *kensho*, Erwachen, jap. *satori*, Einsicht in die Natur des Geistes, in Buddha-Natur, *tathagatagarbha*.

Buddha-Natur kann man auf drei Weisen entdecken: 1. Sie ist offen, unfassbar, d. h. leer von unserer Zuschreibung. 2. Sie ist klar und leuchtend und manifestiert sich als klare Erscheinungen und unser Wissen darum. 3. Sie ist unbehinderte Aktivität, feinfühlig, bezogen, mitfühlend, im Kontakt. Wer das ein paar Mal erkennt und darauf vertraut, ist frei. Dann besteht die Übung vor allem darin, sich immer wieder an diese Perspektive, an diese Sicht zu erinnern und sie zu stabilisieren. Es gibt keinen benennbaren Endpunkt des Weges. Der Weg ist offen, nach oben hin. Tiefes Vertrauen in Buddha-Natur manifestiert sich als die bereits oben erwähnten vier himmlischen Gefühle, *brahmavihara*: 1. Liebe und Freundlichkeit, 2. Mitgefühl und Empathie, 3 .Freude und Mitfreude, 4. Gleichmut und heitere Gelassenheit, *metta, karuna, mudita, upekkha*, Skt. *maitri, karuna, mudita, upeksha*. Der Weg zum Erwachen ist Achtsamkeit: Bemerken, was jetzt gerade geschieht und was immer ist: Die vier Grundlagen und Buddha-Natur. Und erinnern, was hilft und heilt, mich und andere. Dann können wir heilsam handeln mit Körper, Rede und Geist. Und was das genau bedeutet, entdecken wir durch Achtsamkeit für unser Handeln mit Körper, Rede und Geist.[101]

> *Übe dich, dass beim Sehen reines Sehen ist,*
> *beim Hören lediglich Hören,*
> *beim Wahrnehmen durch die anderen Sinne*
> *reines Wahrnehmen*
> *und beim Erkennen reines nicht unterscheidendes Erkennen.*
> *Dann wirst du von den Dingen nicht bewegt*
> *und bist weder dieses noch jenes,*
> *gehörst weder der diesseitigen noch der*
> *jenseitigen Welt an,*
> *noch irgendeiner anderen Erscheinungsform. Das ist das Ende des Leidens.*
> *(Buddha über Reines Wahrnehmen.*
> *Udana 1,10)*

Zusammenfassung

Die buddhistische Tradition unterscheidet zwischen ethisch neutraler Aufmerksamkeit, *manasikara*, und ethisch wacher Achtsamkeit, *sati*. Bloße Aufmerksamkeit entspannt und beruhigt und erlöst uns für die Dauer der Übung vom Urteilen und Verurteilen, weil sie nicht urteilen *kann*. Achtsamkeit für vier Bereiche unserer Erfahrungen – körperliche Empfindungen und Sinneswahrnehmungen, Gefühle und emotionale Reaktionen, Grundstimmungen und Gedanken – befähigt uns, Einstellungen und Verhalten zu überprüfen und zu korrigieren. Bloße Aufmerksamkeit macht Sinneserfahrungen bewusst, kann aber nicht zwischen heilsamen und unheilsamen Erfahrungen unterscheiden. Diese Unterscheidungsfähigkeit brauchen wir aber, wenn wir Einfühlungsvermögen für uns und andere entwickeln wollen. Achtsamkeit *kann* Urteile bemerken und sie überprüfen, und sie

---

101 Wetzel, 2002, S. 155ff

gibt uns so die Möglichkeit, Einstellungen und Verhalten zu verändern. Bloße Aufmerksamkeit ist eine wichtige und nützliche Vorstufe zur Übung von Achtsamkeit. Und Achtsamkeit ist die Voraussetzung für mitfühlendes und wertschätzendes Verhalten. Die feinste Ebene von Achtsamkeit ermöglicht uns, die Tiefendimension aller Erfahrungen zu entdecken, die die Tradition Buddha-Natur nennt.

4 Achtsamkeit während Schwangerschaft, Geburt und Wochenbett

Clarissa Schwarz

Dies ist eine Einladung zu einem kleinen Ausflug in das Tätigkeitsfeld einer Hebamme. Für das Thema „Achtsamkeit während Schwangerschaft, Geburt und Wochenbett" oder eher: „Über die Bedeutung von Achtsamkeit für mich als Hebamme und für meine Tätigkeit als Hebamme" schöpfe ich aus dem Erfahrungsschatz von 20 Jahren praktischer Tätigkeit. Seit Ende des Jahres 2009 bin ich in Bochum an der neu gegründeten Hochschule für Gesundheit damit beschäftigt, den ersten grundständigen Studiengang für Hebammen in Deutschland aufzubauen.

Wie die Achtsamkeit in mein Leben als Hebamme kam

Wenn ich zurückdenke, kann ich mich an eine sehr eindrückliche Erfahrung erinnern, auch wenn mir damals Achtsamkeit als solche noch kein Begriff war. Es handelt sich um eine Situation, in der ich etwas ganz intensiv im direkten Kontakt mit einer Frau gelernt habe. Als Hebamme spreche ich nicht von „Patientinnen" sondern von „Frauen", denn Hebammen haben es zumeist mit gesunden Frauen zu tun, die gesunde Kinder erwarten. Die besondere Kompetenz von Hebammen besteht darin, diese gesunden Prozesse präventiv zu begleiten, sodass die Frau, ihr Kind und ihre gesamte Familie möglichst gesund und gestärkt daraus hervorgehen. In der Zeit, als ich in einer Klinik tätig war, übernahm ich zu Beginn eines Dienstes im Kreißsaal eine Frau, die allein zur Geburt gekommen war. Weder ein Partner, noch eine Freundin oder die Mutter waren als Begleitung mitgekommen. Meine Kollegin schloss die Übergabe mit der Bemerkung: „Das wird bestimmt eine Sectio", also ein Kaiserschnitt.

Im Kreißsaal traf ich eine einfache Frau, die verängstigt in ihrem Bett lag. Die Aufzeichnung der Wehen und der Herztöne durch das CTG-Gerät[102] wies Anzeichen dafür auf, dass es dem Kind nicht gut ging, dass es nicht ausreichend mit Sauerstoff versorgt war. Während ich mich mit ihr bekanntmachte, merkte ich, dass sie sehr unruhig war und große Mühe mit dem Atmen hatte. Ich setzte mich zu ihr und begann, mit ihr zusammen zu atmen. Ich war präsent, war einfach bei ihr. Sie ließ sich bereitwillig darauf ein, und bald atmeten wir gemeinsam in einem gleichmäßigen Rhythmus. Die Herztöne des Kindes besserten sich allmählich, und es dauerte nicht lange, bis es dem Kind wieder gut ging. Da ich noch andere Verpflichtungen hatte, verließ ich den Raum und beschäftigte mich mit Routinetätigkeiten. Es dauerte nicht lange, und das CTG wurde wieder schlechter. Ich setzte mich wieder zu der Frau. Nach zwei, drei tiefen Atemzügen besserte sich das CTG wieder. Wenn eine schwangere Frau atmet, geht der Sauerstoff über ihren Blutkreislauf zur Plazenta und durch die Nabelschnur zum Kind. Die Herztöne des Kindes reagieren schnell auf diesen Effekt. Saß ich bei der Frau und atmete mit ihr, ging es dem Kind gut. Begann ich, mich mit etwas anderem zu beschäftigen, wurden die Herztöne wieder schlecht. Nachdem dies mehrmals so hin- und hergegangen war, sorgte ich schließlich dafür, dass ich mich auf diese Frau konzentrieren und ganz für sie da sein konnte. Letztendlich brachte diese Frau ihr Kind auf normalem Weg zur Welt. Ein Kaiserschnitt war nicht nötig.

Dies war für mich eine besondere Geburt. Ich nehme an, wenn ich mir nicht die Zeit hätte nehmen können, um mit der Frau zu sein, wäre es wohl auf einen Kaiserschnitt hinausgelaufen. Diese Erfahrung war für mich auch deshalb so einprägsam, da diese Geburt meine Examensgeburt war. Dies war nur deshalb möglich, da diese Geburt normal zu Ende ging. Eine Examensgeburt ist Teil der staatlichen Prüfung als Hebamme und kann somit auch als Initiation in den Beruf betrachtet werden. In diesem Fall hat mich diese Frau – gemeinsam mit ihrem Kind – etwas sehr Wesentliches gelehrt. Nämlich, dass die beiden als Einheit durch diese Phase der Geburt gehen, und welchen Einfluss eine einfühlsame, ungestörte Begleitung auf

---

102 Mit Cardiotokografen (kurz CTG genannt) werden die kindlichen Herzschläge (Kardiografie) und die Wehentätigkeit (Tokografie) zeitgleich aufgezeichnet. Die Anwendung von CTG-Geräten setzte sich in den 1970er Jahren zunehmend durch, heute werden sie routinemäßig eingesetzt.

den Zustand der Frau haben kann und damit auf den Zustand des Kindes und auf den gesamten Prozess der Geburt. Diese Erkenntnis hatte mir der systematische Unterricht in der Hebammenausbildung so nicht geben können. Mit dieser Prägung bin ich in mein Hebammenleben gegangen. Heute würde ich sagen: Das war Achtsamkeit. Es ging nicht ums „Tun", ich habe nichts Besonderes „getan". Es ging ums „Sein", ich war da – mit der Frau und ihrem Kind einfach da, ganz im Moment. Ohne etwas Besonderes erreichen zu wollen, aber auch ohne durch etwas abgelenkt zu sein.

Dieser kleine Ausflug in die Welt der Hebammen führt uns an vier Punkte heran: 1. an den Themenbereich „Leben als Veränderungsprozess"; 2. zu einer praktischen Achtsamkeitsübung, wobei ich Ihnen eine Kostprobe geben möchte, ganz ähnlich, wie ich sie in einem Geburtsvorbereitungskurs mit den Schwangeren – und im Falle eines Paarkurses auch zusammen mit den Partnern – machen würde; 3. zu einem Blick auf die Situation des Kinderkriegens heute (womit ich Schwangerschaft, Geburt, Wochenbett und Stillzeit meine, was aber etwas sperrig klingt); zum Schluss noch 4. zu einigen Ergebnissen aus der wissenschaftlichen Forschung.

1. Leben als Veränderungsprozess – ganz besonders intensiv in der Schwangerschaft

Leben überhaupt ist ein permanenter Veränderungsprozess. Das Leben bleibt nie, wie es ist, dauernd verändert es sich. In der Schwangerschaft fällt dies besonders auf und ist für die schwangere Frau besonders spürbar, denn es ist deutlicher und ein Stück intensiver als sonst im Leben. Für die Frau verändert sich ihre Empfindungsfähigkeit, ihre ganze Wahrnehmung. Diejenigen, die selbst einmal schwanger waren, können sich vielleicht gut daran erinnern, dass sich in dieser Zeit Geruchs- und Geschmackssinn verändern. Manches kann man nicht mehr riechen, manches will man nicht mehr essen, und auf anderes hat man Heißhunger, oder man sehnt sich nach etwas ganz Bestimmtem. Die körperliche Wahrnehmung verändert sich, wie intensiv man Berührung auf der Haut empfindet, was angenehm und was unangenehm ist, wie man berührt und angefasst werden möchte. Wenn das Kind weiter wächst, wird es irgendwann im Bauch spürbar, man ist nicht mehr so für sich und allein, wie man vorher war. Es gibt noch einen Menschen im eigenen Körper drin, der sich bemerkbar macht und sich bewegt. Häufig ist dies Anlass für angenehme, freudige Gefühle, es kann aber auch als unangenehm, störend oder lästig erlebt werden.

Die Hebamme begleitet die schwangere Frau bei einem sehr körperlichen Prozess, der mit sehr intensiven Veränderungen für die gesamte Frau verbunden ist, bis in ihre Identität hinein. Die Frau wird – vor allem beim ersten Kind – von der jungen Frau zur Mutter. Das Kind macht sie zur Mutter. Die Erkenntnis, dass dieser Prozess weitergeht, nicht mehr zu stoppen ist, und die Erkenntnis „Jetzt bleibst du ein Leben lang Mutter", ist eine sehr tiefgreifende. Dies gilt nicht nur für die Frau, auch für den Mann. Er wird vom Geliebten zum Vater. Und es gilt auch für den Rest der Familie. Auch Großmutter und Großvater werden ist nicht immer ganz einfach. Und wenn dieses nicht das erste Kind ist, wird aus einem Einzelkind bzw. einem jüngsten Kind ein großer Bruder oder eine große Schwester, ob es das nun will oder nicht. Es verändert sich viel im Gefüge einer Familie, wenn ein neues Mitglied dazukommt und seinen Platz einnimmt.

In diesen vielschichtigen Veränderungsprozessen neigen Frauen dazu, unsicher und manchmal ängstlich zu reagieren. Angst zu haben ist normal in einer Situation, in der Unbekanntes geschieht, in der man nicht genau weiß, was auf einen zu kommt, weil man es zum ersten Mal erlebt – und auch, wenn man es zum zweiten Mal erlebt, erlebt man es ganz anders als beim ersten Mal und wieder ganz neu. Hebammen sind dabei Begleiterinnen, die immer wieder die Aufgabe haben zu sagen „Das ist normal", „Das gehört dazu". Sie begleiten durch diesen Prozess, geben der Frau Sicherheit, geben ihr Halt, versichern ihr immer wieder: „Das ist ganz in Ordnung", es ist vielleicht sogar ein gutes Zeichen. Gut, wenn man das manchmal sagen kann, z. B. wenn den Frauen in den ersten drei Monaten übel ist. Manchen ist so übel, dass sie heftig darunter leiden. Gut, dass man dann sagen kann: „Erstens hört es nach der zwölften Schwangerschaftswoche von allein wieder auf; zweites gibt es nichts, was wirklich dagegen hilft, und bis wir herausgefunden hätten, was hilft, ist es ohnehin wieder vorbei; und drittens ist es gut zu wissen, dass die Frauen, die mehr unter Übelkeit leiden, später weniger Komplikationen entwickeln. Dies ist ein interessanter Gedanke, denn vielen fällt es leichter, etwas Unangenehmes als dazugehörig zu akzeptieren und als normal zu erleben, wenn sie wissen, es bringt etwas; es ist zwar unangenehm, aber letztendlich ist es ein gutes Zeichen.

Um solche Prozesse unterstützend und mitfühlend begleiten zu können, ist für mich als Hebamme eine innere Haltung wichtig, die mir hilft, liebevoll und wertschätzend mit mir selbst umzugehen. Eine Haltung, die mir die Erlaubnis gibt:

Du darfst

- Schwächen zeigen,
- dich nach eigenen Maßstäben richten,
- andere um Unterstützung bitten.

Du musst nicht (immer)

- die Erwartungen der anderen erfüllen.

Ich kann mich an eine Supervisionssitzung erinnern mit der Frage „Darfst du Fehler machen?" Darf ich als Hebamme Fehler machen? Das war schwer. Es war uns nicht möglich, diese Frage zu beantworten. Hebammen geht es ähnlich wie Piloten, die eigentlich auch keine Fehler machen dürfen. Fehler kommen vor, denn kein Mensch ist perfekt. Aber Piloten müssen auf jeden Fall dafür sorgen, dass diese rechtzeitig ausgeglichen werden können, dass sie aufgefangen werden können und nicht zu einer Katastrophe führen. Piloten sind vorbildhaft darin hinzuschauen, auch und gerade Beinahe-Fehler wahrzunehmen, ernstzunehmen und systematisch daraus zu lernen. Dies ist eine brauchbare Basis auch für unsere Arbeit als Hebammen. Wenn dies für mich gilt, kann ich es der Frau glaubhaft weitergeben, dass auch sie sich die Erlaubnis geben darf, Schwächen zu zeigen, sich nach ihren eigenen Maßstäben zu richten und sich von anderen helfen zu lassen; und dass es nicht (immer) ihre Aufgabe ist, die Erwartungen der anderen zu erfüllen. Es geht dabei darum, mir selbst treu zu bleiben, sodass ich der Frau glaubhaft vermitteln kann, dass es auch für sie darum geht, sich selbst treu zu bleiben, sogar in diesen unglaublichen Veränderungsprozessen während der Schwangerschaft, den Stunden während der Geburt und in der ersten Zeit mit dem neugeborenen Menschen, für den sie als Mutter die Verantwortung trägt.

2. Eine praktische Achtsamkeitsübung

Als Hintergrund für diese Übung dient die Abbildung der „Geburt" eines Schmetterlings. Wenn die Metamorphose des Schmetterlings abgeschlossen ist und er sich aus seinem Kokon befreit, hat dieser

Prozess Ähnlichkeiten mit einer Geburt. Es sieht aus, als arbeitete er sich mühsam, ja als quälte er sich aus seinem Kokon heraus. Und vielleicht verspürt man den Impuls, ihm helfen zu wollen, wie das bei der Geburt eines Menschen auch leicht geschieht. Man kann es kaum aushalten, möchte den Prozess beschleunigen, es leichter machen. Wenn man aber diesen „Geburtsprozess" beschleunigt, wenn man es dem Schmetterling abnimmt, sich selbst aus seinem Kokon zu befreien, kann er nicht fliegen – und damit nicht leben. Um als Schmetterling leben zu können, muss er sich selbst befreien – in seinem Tempo, zu seinem Zeitpunkt.

Vor diesem Hintergrundbild können Sie sich für die Achtsamkeitsübung bereit machen. Sie können dafür einfach so bleiben wie Sie sind, es ist in Ordnung, so wie Sie sind. Es ist auch in Ordnung, wenn Sie es sich noch etwas bequemer machen. Wenn Sie wollen, lassen Sie die Augen zugehen oder Sie lassen sie noch etwas offen, mit einem sanften Blick, ohne etwas genau sehen zu wollen. Nehmen Sie sich die nächsten Minuten Zeit für sich – für sich zu sein, bei sich zu sein, nichts tun zu müssen, sich nicht anstrengen, sich um nichts bemühen müssen, es reicht, einfach da zu sein – zu sein. Sie können sicher spüren, dass Ihr Körper ein Gewicht hat. Sie können den Sitz, den Sessel unter dem Hintern spüren, die Füße auf dem Boden im Kontakt zur Erde, und Sie können spüren, dass die Erde das Gewicht trägt. Der Körper mit seinem ganzen Gewicht wird getragen. Wir spüren die Erde als stabil, als fest, als verlässlich. Wir können uns darauf verlassen, dass sie da ist und dass sie uns trägt. Und vielleicht kann das helfen, Kontakt zur eigenen inneren Stabilität und Festigkeit zu spüren: das Wissen, ich kann mich auf mich verlassen, ein ganz tiefes Wissen, ein Stück Vertrauen auch in die eigene Stabilität und Festigkeit.

Dann möchte ich Sie einladen, als Nächstes mit Ihrer Aufmerksamkeit zum Atem zu gehen, dahin, wo Sie den Atem gut wahrnehmen können, wo Sie wahrnehmen können, dass der Körper bewegt wird durch den Atem, wie er kommt und wie er geht. Wie dadurch wechselnde Empfindungen entstehen im Körper, das Heben und Senken im Bauch und im Brustbereich. Vielleicht können Sie auch spüren, wo der Atem in den Körper eintritt, an der Nase oder dem Mund, dann durch den Rachenraum und die Luftröhre in den Körper strömt, ganz feine Wahrnehmungen. Und durch die Atembewegungen entstehen vielleicht auch Empfindungen auf der Körperoberfläche, auf der Haut, vielleicht Berührung mit der Kleidung, mit der Rückenlehne. Der Atem darf so sein, wie er ist; manchmal sind die Atemzüger kürzer, manchmal länger, manchmal tiefer, manchmal flacher. Und dies ist auch eine Übung: den Atem so zu lassen, wie er ist, ihn einfach nur wahrzunehmen, ohne ihn an Vorstellungen, die wir vielleicht haben, anpassen zu wollen. Er darf so sein, wie er ist, jetzt im Moment – auch unregelmäßig, mal flacher, mal tiefer – ein Heben und Senken im Körper.

Unser Atem ist sehr anpassungsfähig, an alle äußeren Anforderungen. Wenn wir uns bewegen, sorgt er dafür, dass der Körper mit mehr Sauerstoff versorgt wird, in der Ruhe, im Schlaf ist er anders, und wieder anders beim Lachen, beim Weinen. Im Wahrnehmen dieser dauernd wechselnden, feinen Empfindungen und damit auch dieser Anpassungsfähigkeit gelingt es Ihnen vielleicht auch, in Kontakt zu kommen mit der eigenen, inneren Anpassungsfähigkeit, der Möglichkeit zu reagieren auf das, was auch immer kommen mag. Und auch adäquat zu reagieren, wenn etwas kommt, das neu ist, das wir so noch nie erlebt haben. Dieses Wissen „Ich bin flexibel" und „Ich bin anpassungsfähig", auch das ist ein Stück Vertrauen. Vertrauen basiert nicht nur auf Stabilität, sondern auch auf Reaktionsfähigkeit und Anpassungsfähigkeit, egal, was auf uns zukommt.

Und wenn wir nun wieder die Empfindungen wahrnehmen, die durch den Atem ausgelöst werden, das Heben und Senken, im entspannten Zustand meist ein eher gleichmäßiges Heben und Senken, können Sie es sich vielleicht für ein paar Augenblicke erlauben, sich dem Gefühl hinzugeben, sich vom Atem wiegen zu lassen, ganz wie ein kleines Kind, das in der Wiege liegt und gewiegt wird. Der eigene Atem kann uns wiegen und uns ein Gefühl vermitteln von Geborgenheit, von Vertrauen, ein gleichmäßiges Hin und Her.

Und wir können dann das Feld der Aufmerksamkeit etwas ausdehnen, wieder den Körper als Ganzes spüren und spüren, dass der Atem frei fließt durch den Körper, und jede Region mit frischer Energie versorgt, von Abfallstoffen reinigt und auch den Muskeln erlaubt, sich zu entspannen. Der ganze Körper atmet – und lebt. Und nun möchte ich Sie einladen, sich noch etwas tiefer in diesen Zustand zu begeben, in diesen tiefen Zustand von Frieden und Einverstandensein hineinzusinken, in dem die Dinge so sein dürfen, wie sie sind, auch wir selbst. Und vielleicht können Sie spüren, wie dieser Zustand selbst etwas Heilsames hat, wenn wir spüren können, dass wir ganz sind, komplett sind, einfach so, wie wir sind, und dann vielleicht auch die Welt so sein lassen können, wie sie ist, jetzt in diesem Moment.

Und wenn Sie sich dann allmählich bereitmachen, diese Übung ganz langsam zum Ende kommen zu lassen, können Sie diese Aufmerksamkeit, diese Achtsamkeit auch einladen, Sie im alltäglichen Leben zu begleiten. Denn dieser Zustand von Ruhe und von gleichzeitiger Wachheit und auch Heilung ist immer da. Und man kann sich von seinem Atem und dieser Lebendigkeit auch ab und zu während des Alltags daran erinnern lassen und vielleicht die Aufmerksamkeit kurz auf den Körper lenken und darauf, was wir gerade tun. Und wenn Sie dann allmählich wieder etwas Bewegung in Ihren Körper kommen lassen, vielleicht zuerst in die Finger und die Zehen, vielleicht einen tiefen Atemzug kommen lassen, vielleicht ganz sanft sich räkeln und strecken, dann können Sie sich, wenn Sie mögen, bei sich selbst bedanken für diese paar Minuten, die Sie sich genommen haben, dass Sie sich selbst Aufmerksamkeit geschenkt haben und damit sich selbst etwas sehr Nützliches und auch etwas sehr Wertvolles gegeben haben.

Das sind Variationen von Übungen, die auch während der Schwangerschaft geeignet sind, man kann dann das ungeborene Kind noch mit einbeziehen. Dies ist auch eine kleine, praktische Anwendung auf dem Hintergrund dessen, was Sylvia Wetzel[103] erwähnt: ein anderes Gefühl zum Sein, zur Zeit, zum Vergehen der Zeit zu haben. Die Phase von Schwangerschaft, Geburt und dem Leben mit einem Neugeborenen ist auch durch eine andere Zeitdimension geprägt. Auch dies ist eine sehr wichtige, eine zentrale Botschaft von Hebammen: der starke zeitliche Bezug, die Dinge entwickeln sich so, wie sie es tun. Und was für die Schmetterlinge gilt, hat vielleicht auch etwas Gültigkeit für uns Menschen. Diejenigen, die Tiere haben, wissen, was ihnen gut tut, wenn sie Junge bekommen. Was muss man tun, wenn man möchte, dass ein Hund, eine Katze, ein Pferd, eine Kuh möglichst einfach und ohne Komplikationen Junge bekommt? Möglichst wenig, vor allem für Ruhe sorgen und sich möglichst raushalten.

3. Kinderkriegen heute

Als ich noch an der Medizinischen Fakultät in Magdeburg unterrichtet habe, ging es in einem Seminar um Prävention. Mein Anwendungsbereich war die Geburtshilfe und damit die Frage: Wie kann man dafür sorgen, dass eine Geburt möglichst glatt und komplikationslos verläuft? Die Medizinstudierenden sollten Interviews mit

---

103 s. Kap. 3 in diesem Band

Menschen führen, die Erfahrungen mit Geburten haben. Neben Hebammen und Gynäkologen auch Tierärzte und Tierzüchter. Eine sehr bemerkenswerte, plastische Beschreibung bekamen wir von einem Studenten. Er war sehr beeindruckt, denn er hatte die Chance, bei der Geburt eines Kälbchens dabei zu sein. Er war noch ganz beseelt von dieser Erfahrung und berichtete, dass er dies unter zwei Bedingungen miterleben durfte: Er musste versprechen, sich erstens an einem Ort aufzuhalten, wo die Kuh ihn nicht sehen konnte, und zweitens, kein Geräusch zu verursachen. Denn alles, was die Kuh nicht kennt, könnte sie stören. Und alles, was während des Geburtsvorgangs zu einer Störung führt, könnte Komplikationen verursachen. Möglicherweise könnten dann Eingriffe nötig werden, um das Leben dieses Kälbchens zu retten. Die präventive Maßnahme bestand in diesem Falle also in Ungestörtheit.

Dies ist auch eine wesentliche Frage an uns: Was braucht eine Frau, was braucht eine Geburt, und was braucht das Kind, damit dieser Prozess möglichst glatt und unkompliziert verlaufen kann?

In dem Wort „Ungestörtheit" steckt auch und gerade für uns heute eine wichtige Botschaft, wenn wir bedenken, was heute die normalen Bedingungen des Kinderkriegens sind: Eine schwangere Frau begibt sich zur Geburt in ein Krankenhaus, wo Krankheiten, kranke Menschen behandelt werden. Dort existiert auch eine geburtshilfliche Abteilung. Um in den Kreißsaal zu kommen, muss die Frau durch das Krankenhaus gehen, wobei sie stark damit konfrontiert wird, was in einem Krankenhaus Alltag ist und welche Menschen im Krankenhaus sind. Sie kommt schließlich in einen Raum, in dem sie noch nie war, mit heller Beleuchtung. Sie trifft auf Menschen, die sie noch nie gesehen hat und die ihr nun viele Fragen stellen. Sie kommt ganz stark aus diesem Seinszustand, wie wir ihn eben in der Übung erfahren haben, wieder in die Aktivität.

Als Personal im Krankenhaus haben wir gelernt: „Wir müssen etwas tun". Das wird von uns erwartet. Wie oft habe ich als Hebamme im Kreißsaal gehört: „Nun tun Sie doch endlich was! Warum tun Sie denn nichts?" Manchmal ist es dann am Besten zu sagen: „Lassen Sie mich erst einmal untersuchen." Dann untersuche ich die Frau vaginal und sage „Der Muttermund ist fast vollständig offen, das Kind kommt gleich". Und die Frau sagt „Ich will nicht mehr" und „Ich kann nicht mehr" oder auch „Ich will eine Vollnarkose und einen Kaiserschnitt". Auch Frauen, die sich zuvor noch sicher waren, dass sie eine normale Geburt anstreben, kommen irgendwann in einen Zustand, in dem sie nur noch wollen, dass das Ganze ein Ende hat. In diesem Zustand ist eine Frau bereit, eine Vollnarkose und einen Kaiserschnitt ohne Weiteres in Kauf zu nehmen. Mir selbst ist es bei den Geburten meiner eigenen Kinder auch so gegangen. An dieser Stelle brauchte ich eine Hebamme, die mir sagte: „Jetzt hast du es geschafft bis hier hin. Was jetzt noch kommt, ist ein Klacks im Vergleich dazu. Bis wir jetzt irgendetwas machen, ist das Kind ohnehin da. Ich bin da, wir machen das jetzt zusammen und das hältst du durch". Dann hält sie das auch durch. Aber sie braucht diese Unterstützung. Sie braucht wieder Vertrauen in ihre Fähigkeiten, wenn ihr dies abhandengekommen ist.

Gerade beim ersten Kind ist diese Verzweiflungsphase, in der die Frau zu verstehen gibt, „Ich kann nicht mehr, ich will nicht mehr" für uns Hebammen ein gutes Zeichen. Denn wir wissen: Dies ist das Zeichen dafür, dass die Eröffnungsphase (in der der Muttermund über Stunden langsam millimeterweise aufgedehnt wird) zu Ende ist. Die ganze Frau verändert sich dann. Es ist wichtig, dass die Partner oder die Menschen, die mit dabei sind, über diesen Übergang von der Eröffnungs- in die Austreibungsphase informiert sind und dies beispielsweise in Geburtsvorbereitungskursen vermittelt wird. Oft habe ich beobachtet, dass es in dieser Phase der Geburt schwierig wird. Der Partner hat noch im Ohr: „Ich will nicht mehr, ich kann nicht mehr", manche Frau sagt sogar: „Ich will sterben". Da kann man leicht in Panik geraten. Mancher ist so beschäftigt damit und so seiner Angst ausgeliefert, dass er gar nicht realisiert, wie sich die Frau bereits wieder verändert. Ihre Körperhaltung verändert sich, ihr Atem passt sich an, und sie steht in ihrer Kraft. Wenn die Frau dann ein entsprechendes Geräusch beim Atmen von sich gibt, weiß ich als Hebamme genau, was los ist. Die Frau sagt dann: „Ich muss zur Toilette" und die Hebamme weiß, was da drückt, ist das Köpfchen des Kindes. Dies sind sehr extreme Empfindungen. Eine Frau sagte einmal zu mir nach der Geburt: „Du hast das zu harmlos beschrieben. Es ist wie Melonen auskacken!" Bei diesen extremen Erfahrungen braucht es jemanden, der sagt: „Das ist ein gutes Zeichen, ein sehr gutes Zeichen".

Direkt nach der Geburt hat der sofortige Haut-zu-Haut-Kontakt eine große Bedeutung. Durch die Berührung der nackten Haut von Mutter und Kind wird der Hormoncocktail der Geburt zusätzlich aktiviert, sowohl bei der Mutter als auch beim Kind. Das Bonding, das in diesem Moment geschieht, ist durch die Natur auf einer sehr körperlichen Ebene abgesichert. Was bedeutet es vor diesem Hintergrund, wenn die Frauen heute unter den ganz normalen Alltagsbedingungen im Kreißsaal ihre Kinder nicht mehr ungestört bekommen können? Nur ganz wenige erleben noch eine Geburt ohne medizinische Interventionen[104]. Diese Interventionen bedeuten zumeist einen Eingriff in den zeitlichen Ablauf des Geburtsprozesses im Sinne einer Beschleunigung. Durch eine Geburtseinleitung wird der Beginn der Geburt beschleunigt. Ein Wehentropf verstärkt die Wehentätigkeit und beschleunigt damit die Geburtsdauer. Der Geburtsprozess wird vorzeitig beendet, wenn eine Saugglocke oder ein Kaiserschnitt zum Einsatz kommen, aber auch wenn die Frau zum Pressen angefeuert wird oder jemand ihr auf den Bauch drückt, um die Kraft der Wehen zu verstärken.[105]

Viele Frauen, denen entsprechende zur Ressourcen Verfügung stehen, die selbst in ihrer frühen Kindheit gut genährt und gut bemuttert wurden, können sicher dafür sorgen, dass sich ihr Kind trotz solcher Eingriffe wunderbar entwickelt. Aber einer Frau, die nicht über entsprechende Ressourcen verfügt, wird das Leben zusätzlich erschwert. Eine Frau, die nach einem Kaiserschnitt in den ersten Stunden und Tagen von ihrem Kind getrennt war, braucht gute Ressourcen, um dies ausgleichen zu können. Das bedeutet: Die Frauen, die nicht das Glück haben, unter guten äußeren Bedingungen leben zu können, weil sie schlecht beinander sind, weil sie unter ungünstigen psychosozialen und soziökonomischen Bedingungen leben, diese Frauen

---

104 Im Jahr 1999 brachten nur noch 6,7 % der Frauen ihr Kind ohne eine medizinische Intervention zur Welt und 20,6 % der Geburten waren Kaiserschnitte (Schwarz, 2008). Im Jahr 2009 waren 31,8 % der Geburten Kaiserschnitte, 21,8 % begannen mit einer geburtseinleitenden Intervention und bei 29,1 % wurden Wehenmittel gegeben (ZQ, o.J.). Geburtshelfer der alten Schule sind davon überzeugt, dass eine Kaiserschnittrate von 3 bis 5 % ausreichend ist (Rockenschaub, 2005), die WHO geht von 10 bis 15 % aus (WHO, 2000). Die aktuelle Rate der Geburten ohne medizinische Interventionen ist nicht bekannt, da sie in Deutschland für klinische Geburten nicht erhoben wird. Bei außerklinischen Geburten werden diese Daten erfasst (Loytved & Wenzlaff, 2007), diese machen allerdings nur etwa 1,5 % aller Geburten aus.

105 Im englischsprachigen Bereich wird „How to keep birth normal" wesentlich breiter diskutiert und beforscht (Downe, 2008) als im deutschsprachigen, z. B. in den USA (The Mother-Friendly Childbirth Initiative www.motherfriendly.org/mfci.php) und in Großbritannien (Campaign for Normal Birth www.rcmnormalbirth.org.uk). Im deutschsprachigen Bereich wird eher von „präventiver Geburtshilfe" gesprochen (Berghammer, 2010).

würden ganz besonders von dem profitieren, was die Natur ihnen und ihrem Kind als Hormoncocktail mitgibt. [106]

Wir wissen, dass gerade diejenigen Frauen, die dies nicht ausgleichen können, zur Vernachlässigung neigen. Sie sind häufig nicht in der Lage, ihren Kindern das zu geben, was sie brauchen. Sie sind häufig nicht in der Lage, die Signale ihrer Kinder wahrzunehmen. Und wenn sie sie wahrnehmen, sind sie vielleicht nicht in der Lage, sie zu beantworten und adäquat darauf zu reagieren. Und dies nicht, weil sie ihre Kinder nicht genügend lieben, sondern weil sie selbst solche Defizite haben. Das heißt, eine Geburtshilfe, die möglichst vielen Frauen ermöglicht, ihr Kind aus eigener Kraft zur Welt zu bringen und gestärkt aus diesem Prozess hervorzugehen, ist in diesem Sinne auch ein wichtiges Stück Prävention von Vernachlässigung und Gewalt, von Aggressivität in der Familie. Es ist uns als Gesellschaft nicht bewusst, dass es gut tut, wenn möglichst viele Frauen die Geburt „bei lebendigem Leib" erleben und wir diesen Prozess nicht durch einen Kaiserschnitt oder andere Eingriffe beschleunigen oder vorzeitig beenden. [107]

4. Ergebnisse aus der wissenschaftlichen Forschung

Zunächst ein recht knapper Blick auf das Thema „Stress in der Schwangerschaft und im Wochenbett", anschließend zu Effekten von Achtsamkeitsübungen in der Schwangerschaft.

Es ist seit Langem bekannt, welche Auswirkungen Stress auf die Gesundheit hat. In der Schwangerschaft wirkt sich starker Stress auch auf die Durchblutung der Plazenta aus. Das ungeborene Kind wird schlechter mit Sauerstoff und Nährstoffen versorgt. Diese Kinder haben ein geringeres Geburtsgewicht, und es kommt außerdem

---

106 Die präventive Wirkung einer ressourcenstärkenden Geburtshilfe wird noch kaum zur Kenntnis genommen. Der Geburtshelfer Dr. Michel Odent (Odent, 2005, 2010) hat das „Primal Health Research Centre" in London gegründet (www.wombecology.com/index.html) sowie eine Datenbank (www.primalhealthresearch.com), um die langfristigen Einflüsse von Schwangerschaft, Geburt und erstem Lebensjahr auf die Gesundheit und die Persönlichkeit zu erforschen.
107 Über die Relevanz der geburtshilflichen Versorgung für eine Gesellschaft hat die Statistikerin Marjorie Tew geforscht (Tew, 2007).

häufiger zu Frühgeburten. Während der Geburt kommt es häufiger zu Komplikationen, insbesondere weil die Geburten länger dauern, schwieriger sind und die ungeborenen Kinder der zusätzlichen Belastung durch die Wehentätigkeit ausgesetzt sind.

Auch bei der zunehmenden Anzahl an Frauen, die von Wochenbettdepressionen betroffen sind, besteht ein Zusammenhang mit Zuständen von Stress, Überforderung und Erschöpfung[108]. Es sind Parallelen zu Burn-out zu beobachten. Ich gehe davon aus, dass die meisten Frauen weniger einer psychotherapeutischen Behandlung bedürfen, sondern vorrangig Unterstützung und Entlastung bräuchten. Eine Familienpflegerin[109] hätte bei den meisten wohl einen besseren Effekt als eine psychotherapeutische Behandlung. Frauen im Wochenbett brauchen Ruhe, sie brauchen Zeit, sie brauchen das, was auch Sylvia Wetzel[110] betont: Muße. Wir Hebammen nennen es gerne „Flitterwochen mit dem Kind". Das tut auch den Kindern gut, denn es existiert ein enger Zusammenhang zwischen Wochenbettdepressionen und Bindungsstörungen sowie Regulationsstörungen[111].

Die amerikanische Hebamme Nancy Bardacke[112] hat auf der Basis des Kurses „Mindfulness-Based Stress Reduction" (MBSR) von Jon Kabat-Zinn ein Kursprogramm für schwangere Frauen und Paare entwickelt, das sie „Mindfulness-Based Childbirth and Parenting" (MBCP) nennt. Es handelt sich um einen Geburtsvorbereitungskurs mit Achtsamkeitsübungen, der nicht nur als Vorbereitung auf die Geburt sinnvoll ist, sondern auch „life skills" für das Leben und den Alltag mit dem Kind beinhaltet.

Zum Thema „Achtsamkeit in der Schwangerschaft" liegen bislang drei spezifische Studien vor, die aus den USA und aus Großbritannien

---

108 In der Literatur finden sich Angaben zwischen 10 und 15 %, teilweise bis zu 25 % (vgl. Spremberg, 2010).

109 Während im deutschen Gesundheitssystem nur in Krisensituationen eine Familienpflegerin zur Verfügung gestellt wird, ist in den Niederlanden „Kraamzorg" allgemein üblich: Allen Frauen steht eine Wochenpflegerin zu, die in den ersten acht Tagen nach der Geburt die medizinische Versorgung von Mutter und Kind übernimmt, beratend zur Seite steht und Hausarbeiten erledigt.

110 in Kap. 3 in diesem Band

111 Regulationsstörungen des Säuglings beinhalten exzessives Schreien sowie Schlaf- und Fütterstörungen.

112 www.mindfulbirthing.org. Ein Buch von Nancy Bardacke über das MBCP-Programm soll im Jahr 2011 erscheinen.

stammen[113]. Sie zeigen, dass Achtsamkeit in der Schwangerschaft im Sinne von Übungen und Geburtsvorbereitungskursen einen günstigen Effekt auf die Ängste und Befürchtungen von schwangeren Frauen haben. Außerdem wirken sich Achtsamkeitsübungen nicht nur positiv auf den Geburtsverlauf aus sondern auch auf die Zeit nach der Geburt. Insbesondere wird Depression reduziert und Bindungsfähigkeit gestärkt. Bemerkenswert ist ein Effekt auf die Compliance der Schwangeren, was dazu führt, dass ihr Verhalten gegenüber Ärzten unbequemer ist. Aus Sicht der Frau verhält sie sich weniger als das brave Mädchen, da sie sich mehr durch ihre eigenen Bedürfnisse leiten lässt.

Zum Schluss noch eine kleine Geschichte zu diesem Thema aus meiner Zeit im Kreißsaal:

An einem Wochenende kam eine Privatpatientin Ende dreißig, die ihr erstes Kind erwartete. Ich hatte Kontakt mit ihr, untersuchte sie, nahm sie auf und der Befund ergab, dass die Geburt noch nicht begonnen hatte. Die kindlichen Herztöne waren gut, sie hatte keine Wehen. Nach meinem Eindruck würde es ihr zu Hause besser gehen, sie könnte Tee trinken, spazieren gehen oder was immer sonst ihr gut tun könnte. Nun war sie Privatpatientin, und am Sonntagnachmittag machte der Chefarzt immer seine Runde. Ich erwartete das übliche Prozedere in einem solchen Fall – die Frau fragt: „Darf ich noch einmal nach Hause?", der Chef antwortet „Nein" und führt eine Reihe angsteinflößender Gründe dafür an. Diese Frau allerdings stellte nur eine kurze Frage: „Was machen Sie denn jetzt mit mir?", die er beantwortete mit „Morgen früh ein CTG", d. h. eine weitere Herzton-Wehen-Kontrolle. Daraufhin sagte sie „Dann gehe ich jetzt nach Hause, und morgen früh bin ich wieder da". Das hat sie sich getraut. Sie war sich darüber klar, was sie wollte und war bereit, die Verantwortung dafür zu tragen und brauchte sich auf keine Diskussion einzulassen.

Ganz zum Schluss noch ein schönes Beispiel von Achtsamkeit aus Westafrika. Von den Frauen dort habe ich gelernt, wie man die Kinder mit einem Tuch auf den Rücken bindet. Dabei beobachtete ich, dass diese Frauen keine Windeln benutzen. Sie lockern das Tuch, beugen sich nach vorne und lassen ihre Kinder in einer fließenden Bewegung nach unten rutschen, bis sie sie zwischen ihren Beinen

---

113 Duncan & Bardacke, 2010, Hughes et al., 2009, Vieten & Astin, 2008

halten. Dort machen sie ihr kleines Geschäft zwischen die Füße der Mutter. Auf meine Frage, woher sie wissen, wann sie die Kinder herunternehmen müssen und wie sie dies rechtzeitig schaffen, waren sie zunächst sprachlos. Sie konnten mit meiner Frage nichts anfangen und fragten zurück „Merkst du nicht, wann du musst?"

So weit kann Achtsamkeit gehen, und so selbstverständlich kann Achtsamkeit sein. Mit diesem Bild und diesem Gedanken möchte ich mich verabschieden. Ich wünsche mir, dass es uns gelingen möge, auch in unserer Gesellschaft möglichst viel davon zu transportieren und trotzdem da, wo es gebraucht wird, und da, wo es hilft, die Segnungen der modernen Medizin durchaus in Anspruch zu nehmen.

Ich freue mich, wenn diese Gedanken aus dem Erfahrungsschatz einer Hebamme auch für andere Menschen – und auch für psychotherapeutisch Tätige – zur Anregung dienen können.

Zusammenfassung

In diesem Beitrag verbindet sich meine Berufserfahrung als Hebamme mit meiner persönlichen Erfahrung aus der Praxis von Achtsamkeit und Meditation. Die Zeit der Schwangerschaft und die erste Zeit mit einem neugeborenen Menschen ist mit tiefgreifenden Veränderungen für die Frau und ihre Familie verbunden und wird von vielen Frauen als krisenhaft erlebt. Insbesondere die Geburt ist mit vielen Ängsten und Unsicherheiten besetzt. Meine Aufgabe als Hebamme sehe ich darin, dass Mutter und Kind diese Lebensphase nicht nur möglichst gesund überstehen, sondern gestärkt aus diesem Prozess hervorgehen. Dabei hat sich die Übung von Achtsamkeit als wirksame Möglichkeit erwiesen. Dies habe ich mit Beispielen aus meiner Hebammentätigkeit illustriert und durch eine Achtsamkeitsübung geleitet, wie sie auch in einem Geburtsvorbereitungskurs eingesetzt werden kann.

Die Ergebnisse der ersten wissenschaftlichen Untersuchungen über die Wirkung von Achtsamkeitsübungen in der Schwangerschaft bestätigen, dass die schwangeren Frauen nicht nur unter weniger Stress und Ängsten, sondern auch unter weniger Depressionen im Wochenbett zu leiden haben.

5 Achtsamkeit und Schematherapie

Eckhard Roediger

Über die Bedeutung von Achtsamkeit in der Psychotherapie zu sprechen, kann heikel sein und Konflikte mit sich bringen. Von buddhistisch geprägten Menschen wird betont, dass Achtsamkeit eine wahrnehmende Haltung sei, die nicht für Veränderungsziele im Rahmen einer Psychotherapie „instrumentalisiert" eingesetzt werden dürfe.[114] Meines Erachtens ist es jedoch zulässig und vielleicht sogar unsere Aufgabe, als westlich geprägte Menschen diesbezüglich eine ausbalancierte Synthese zwischen einer distanzfördernden Achtsamkeitshaltung und einer maßvollen Veränderungsorientierung anzustreben. Ich sehe mich hier in der Tradition z. B. von Marsha Linehan, die in ihrer Dialektisch-Behavioralen Therapie (DBT) eine Achtsamkeits- und Akzeptanzorientierung mit einer Veränderungsorientierung dialektisch auszubalancieren versucht[115]. Bis heute bringt das sogenannte Gelassenheitsgebet, das in den Kreisen der Anonymen Alkoholiker bei jedem Treffen vorgelesen wird, diese Balance in einer hervorragenden Weise zum Ausdruck:

> *„Herr, gib mir die Gelassenheit, die Dinge*
> *hinzunehmen, die ich nicht ändern kann,*
> *gib mir den Mut, die Dinge zu ändern, die*
> *ich ändern kann,*
> *und die Weisheit, das eine vom anderen zu*
> *unterscheiden."*

Ist Ihnen beim Lesen etwas aufgefallen? Wenn Sie das Gelassenheitsgebet kennen, haben Sie vielleicht bemerkt, dass ich die Reihenfolge der ersten und zweiten Zeile vertauscht habe. Wenn Sie dies bemerkt

---

114 Heidenreich & Michalak, 2004
115 Linehan, 1996

haben, dann war das nur möglich, weil Sie mit einer gewissen Achtsamkeit den Text gelesen haben. Diese Achtsamkeitshaltung erlaubt Ihnen, diesen Text sozusagen „mit Kinderaugen" wie zum ersten Mal zu lesen ohne, dass sich unbewusst das Ihnen bereits bekannte Gebet „unterschiebt". Der in uns angelegte sogenannte Attraktor, den wir beim früheren Lesen oder Hören dieses Textes in unserer neuronalen Struktur als Gedächtnisspur abgelegt haben, schiebt sich beim Lesen unbemerkt dazwischen und „korrigiert" das jetzt Gelesene in seinem Sinne. Das gleiche Phänomen können wir beobachten, wenn wir beim Lesen eines Textes Druckfehler innerlich „korrigieren" und dadurch den Druckfehler gar nicht bemerken. Sie sind in diesem Moment nicht mehr frei, sondern der „Sklave" Ihres Attraktors. So nennt man dies in der Synergetik,[116] aus der diese Begrifflichkeiten stammen.

Wenn wir das systematisiert betrachten, ergibt sich folgendes Bild (s. Abb. 1):

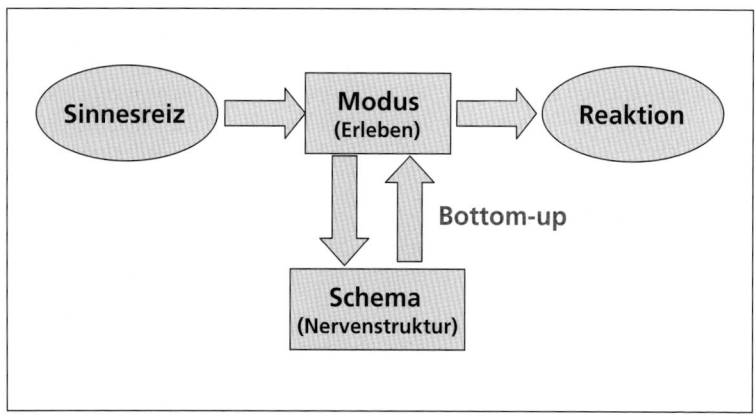

Abb. 1: Modell der Verhaltenssteuerung 1

Auf Sinnesreize reagieren wir mit einer momentanen Aktivierung eines bestimmten Neuronenverbandes, die wir in einer spezifischen Weise innerlich erleben. Dieses Erleben nennt man in der Schematherapie einen *Modus*.[117] Aus diesem Modus-Erleben heraus tendieren wir zu einer bestimmten Reaktion. Subjektiv haben wir das

---

116 Schiepek, 2006
117 Eine Einführung in die Schematherapie finden Sie bei Roediger, 2009.

Gefühl, dass der auslösende Sinnesreiz zu dieser Reaktion veranlasst. Wenn wir zum Beispiel auf der Straße von einem Autofahrer geschnitten werden, ärgern wir uns und haben das Gefühl, diesen jetzt bestrafen zu müssen (zumindest, wenn wir früher entsprechende Attraktoren angelegt haben). Genau das ist der Punkt: Im Verborgenen, unterhalb dieser Reiz-Reaktions-Kette werden nämlich bei jedem intensiven emotionalen Erlebnis in uns „Fußabdrücke" dieses Erlebens in die neuronale Struktur eingebrannt. Dies geschieht dadurch, dass sich bei starker emotionaler Erregung zusätzlich sogenannte NMDA-Rezeptoren öffnen, die eine Kaskade innerzellulärer Prozesse in Gang setzen, an deren Ende der Methylierungszustand unserer DNA verändert wird. Dadurch wird auf die Proteinsynthese Einfluss genommen, und es entstehen festere Verknüpfungen zwischen den zunächst zufällig aktivierten Neuronen. Durch diesen Vorgang, den man Langzeitpotenzierung[118] nennt, werden in uns *Schemata* gebildet.

Wie in den Beispielen oben beschrieben, lenken bei einer erneuten, ähnlichen Reizexposition die Attraktoren unbemerkt den Erregungsfluss in die vorhandenen Bahnen, sodass wir immer mehr „das sehen, was wir kennen" und „das tun, was wir können". Dadurch entsteht ein sich selbst stabilisierendes System, in dem wir in unseren Reaktionstendenzen immer unfreier werden. In einem gewissen Ausmaß sind wir auf dieser Ebene determiniert bzw. haben eine eingeschränkte Willensfreiheit. Dies begegnet uns in unseren Therapien immer dann, wenn sich Patienten trotz besserer Einsicht schwertun, Verhaltensänderungen umzusetzen. Dieses im psychodynamischen Kontext als „Widerstand" beschriebene Phänomen kann vor diesem Hintergrund auch ganz neurobiologisch als Rigidität des neuronalen Systems verstanden werden. Jeffrey Young, der Begründer der Schematherapie, spricht in diesem Zusammenhang von „Lebensfallen"[119], in die wir immer wieder hineingeraten. Metaphorisch kann man auch von „inneren Schubladen" sprechen, die in den entsprechenden Situationen immer wieder aufspringen. Jon Kabat-Zinn nennt diese Ebene den „Autopiloten-Modus"[120], da diese Prozesse auf subkortikaler Ebene häufig „automatisch" ablaufen.

Aber wie können wir einen solchen sich selbst stabilisierenden Zustand in einer Psychotherapie verändern? Sie sehen, dass im obe-

---

118 Bliss et al., 1973
119 Young & Klosko, 2006
120 Kabat-Zinn, 1990

ren Teil der Abbildung 1 noch etwas Platz ist. Dieser Platz ist für die Struktur in unserem Gehirn reserviert, die uns ermöglicht, aus dieser Selbststabilisierungsebene herauszutreten. Diese Struktur ist der präfrontale Cortex, insbesondere das sogenannte Arbeitsgedächtnis, in dem wir bewusst gewählte Gedankeninhalte festhalten und lenken können (s. Abb. 2).

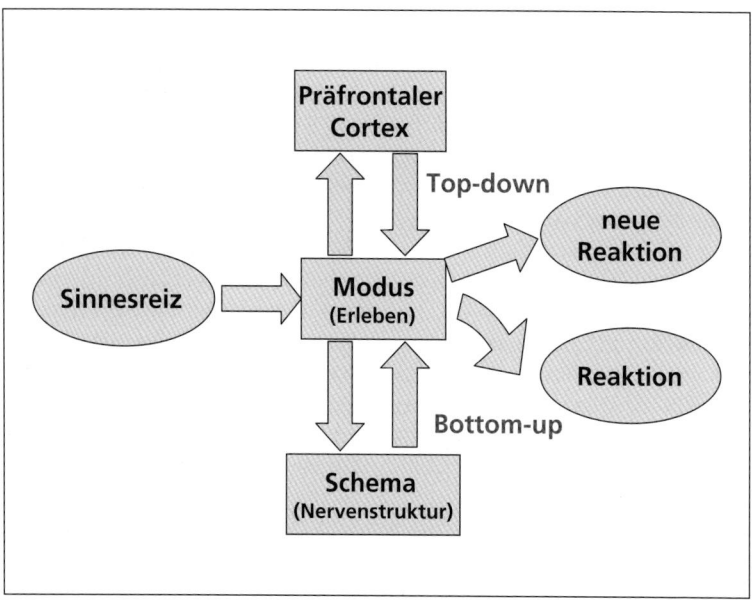

Abb. 2: Modell der Verhaltenssteuerung 2

Dieser Teil unseres Gehirns ist gewissermaßen bei allen Menschen „vorinstalliert", kann jedoch erst nach und nach in Betrieb genommen werden. Dies dauert in der Regel bis ins frühe Erwachsenenalter. Erst mit Anfang 20 ist der Mensch imstande, insbesondere die hemmende Funktion des präfrontalen Cortex auf die subkortikalen Regulationskreise optimal auszuüben. Dies äußert sich darin, dass wir in bestimmten Reizsituationen imstande sind, nicht zu reagieren. Dies ist ein erster Schritt zu mehr Verhaltensfreiheit. Dazu müssen wir aber auf eine innere Kraft in uns zurückgreifen, mit der wir uns aus dem Sog der „bottom-up" wirkenden Attraktoren lösen können, die gewissermaßen diesem Sog „top-down" entgegenwirkt. Diese Kraft ist die Achtsamkeitshaltung.

Achtsamkeit zeichnet sich an dieser Stelle dadurch aus, dass wir uns selbst gewissermaßen wie von außen anschauen können. Wir wechseln in einen anderen Blickwinkel, eine andere Perspektive zu unserem emotional geprägten Erleben: Wir *haben* ein Gefühl, aber wir *sind* nicht das Gefühl, wie es Assagioli formuliert. Er nennt es „Disidentifikation"[121]. Wir müssen also im ersten Schritt aus dem momentanen Aktivierungszustand „aussteigen" und im Sinne der Kontrolltheorie von Powers auf eine „höhere" Regulationsebene, in eine andere Perspektive wechseln.[122] Alan Schore benutzt dafür die Metapher des „Gangwechsels"[123]. Wir müssen erst den alten Gang herausnehmen, bevor wir einen neuen Gang einlegen können. Aus diesem Grund habe ich auch die zwei Zeilen im Gelassenheitsgebet vertauscht: Man muss zuerst den spontanen Handlungsimpuls desaktualisieren bzw. loslassen, um eine gewisse Gelassenheitshaltung einzunehmen, in der man sich dann neu orientieren kann. Erst danach kann man wieder mutig handeln. Dieser erste Schritt der *Disidentifikation* in der therapeutischen Bewegung entspricht der buddhistischen Gelassenheitshaltung. Ohne einen achtsamen inneren Beobachter können wir nicht auf diese Selbstreflexionsebene wechseln und uns dem Sog der „bottom-up" wirkenden Attraktoren entziehen.

Wenn es uns nicht gelingt, im Moment der sich zusammenbrauenden emotionalen Aktivierung im subkortikalen Funktionskreis gewissermaßen in „Echtzeit" auf einer kortikalen Reflexionsebene mitzuerleben, was dort „unten" geschieht, können wir nicht rechtzeitig eingreifen. Wir wissen dann zwar nachher, was wir gerne gesagt und getan hätten, aber dann ist es zu spät! Wir müssen mit unserer Bewusstheit gewissermaßen „online" sein zu den subkortikal generierten Prozessen. Man könnte dies auch „Geistesgegenwart" nennen. Pointiert kann man sagen:

Achtsamkeit ist nicht alles, aber ohne Achtsamkeit ist alles nichts!

In einer Psychotherapie ist diese distanzierende, achtsam akzeptierende Haltung dann eine wichtige Option, wenn die Symptome nicht oder nur teilweise beseitigt werden können, also z. B. bei Patienten mit chronischen Schmerzen oder Krankheiten, bestimmten Persön-

---

121 Assagioli, 1982
122 Powers, 1973
123 Schore, 1994

lichkeitszügen oder auch tief eingebrannten Schemata. Dennoch werden wir in der Regel nicht bei dieser Akzeptanzhaltung stehenbleiben, sondern versuchen, durch gezielte Aktivitäten die Situation zu verbessern, also „das Beste aus der Situation zu machen". Dazu müssen wir aber lenkend in die Schemaaktivierungszustände einwirken.

Um Ihre Fähigkeit zu üben, aus der Selbstreflexionsebene Ihre Handlungsimpulse zu lenken, gewissermaßen so wie ein Reiter sein Pferd führt, können Sie in Alltagssituationen versuchen, den spontanen Handlungsimpuls gewissermaßen in sein Gegenteil zu lenken. Dies bringt uns zu einer ersten *Übung*:

Wenn Sie sich morgens nach dem Aufstehen immer zuerst die Unterhose anziehen, ziehen Sie heute mal zuerst das Unterhemd an. Wenn Sie stets mit dem rechten Bein in die Unterhose einsteigen, tun Sie das heute mit dem linken. Beim Frühstück nehmen Sie nicht Nutella, sondern Marmelade. Wenn Sie auf dem Weg zur Arbeit rechts an einem Laternenmast vorbeigehen wollen, gehen Sie bewusst links daran vorbei. Mit dem Auto fahren Sie heute ausnahmsweise einmal nicht über die gelbe Ampel, an der Tür zu Ihrem Büro lassen Sie einen Menschen vor, den Sie sonst nicht vorgelassen hätten. Wenn Sie einen Kollegen zusammenstauchen wollen, tun Sie es nicht, sondern sagen ihm dasselbe mit freundlichen Worten. Wenn neben einem Papierkorb ein Eispapier liegt und Sie sonst daran vorbeigehen würden, sollten Sie es jetzt aufheben. Wenn Sie umgekehrt das Papier eigentlich aufheben würden, gehen Sie heute einmal achtlos daran vorbei, auch wenn es Ihnen schwerfällt.

So können Sie sich von einfachen zu komplexeren Situationen vorarbeiten. Es ist aber wichtig, dass Sie das Gegenteil Ihres spontanen Impulses tun. Diese Übung kostet keine Zeit und übt dennoch latent Ihre Selbststeuerungsfähigkeit. Man könnte sie die „Fakir"-Übung nennen, denn auch ein Fakir geht seinen Schmerzimpulsen nicht nach. Ein Meister der Selbstbeherrschung begegnet uns in dem Tafelbild aus dem Isenheimer Altar von Matthias Grünewald, das die Versuchung des heiligen Antonius darstellt (s. Abb. 3).

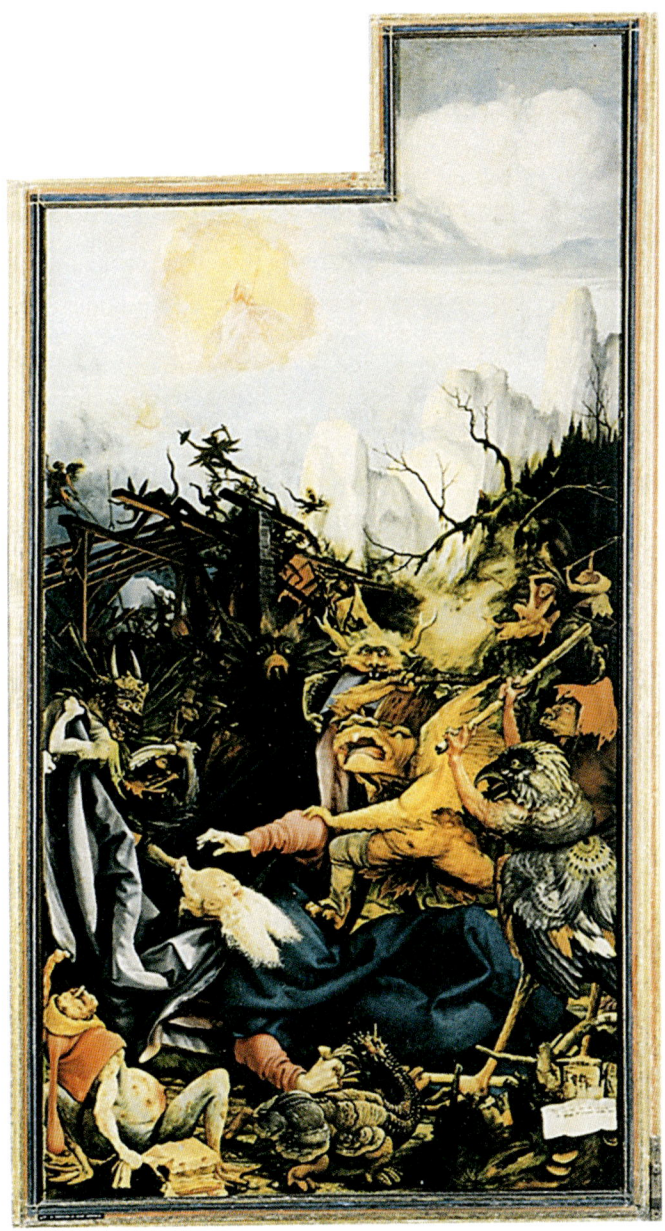

Abb. 3: Die Versuchung des heiligen Antonius

Wenden Sie Ihren Blick zunächst auf den unteren Teil des Bildes: Sie sehen Antonius umzingelt von dämonischen Wesen. Versetzen Sie sich in seine Lage: Was wären Ihre spontanen Handlungsimpulse? Vermutlich kämpfen, flüchten oder sich unterwerfen (bzw. in Ohnmacht fallen). Das wären die in uns biologisch angelegten, spontanen Bewältigungsreaktionen. Aber was macht Antonius? Er kämpft nicht, er flüchtet nicht! Er hält stand und schaut der Bedrohung direkt ins Auge. Und mit welchem Effekt? Er wirkt relativ entspannt und bleibt unbeschädigt. Woher nimmt er die Kraft, sich selbst so zu schützen?

Die Antwort gibt uns ein Blick auf den oberen Teil des Bildes: Hier herrscht eine ganz andere Atmosphäre! Der Maler hat durch den Bezug zwischen der Farbe des Kleides von Antonius und der Farbe des Himmels künstlerisch einen Bezug zwischen Antonius und dieser Himmelssphäre hergestellt. Auch das orangefarbene Gesicht von Antonius spiegelt sich in der orangefarbenen Gottesdarstellung im oberen Teil des Bildes. Damit wird zum Ausdruck gebracht, dass es Antonius gelingt, sich aus innerer Kraft heraus mit dieser Sphäre in Verbindung zu setzen und daraus die Kraft zu ziehen, den andrängenden Bedrohern standzuhalten. Diese Interpretation wird gestützt durch die Aufschrift auf dem kleinen Zettel am rechten unteren Rand des Bildes, der sich auf eine Legende von Athanasius bezieht. Auf diesem Zettel steht: „Ubi eras bone Jhesu? Ubi eras? Quare non affuisti, ut vulnera mea sanares?" Auf Deutsch: „Wo warst du, guter Jesus? Wo warst du? Warum warst du nicht da, meine Wunden zu heilen?" In der Legende ertönt daraufhin eine Stimme aus dem Himmel: „Antonius, ich war hier, aber ich wartete ab, deinem Kampf zuzuschauen. Weil du standgehalten hast, werde ich dir stets ein Helfer sein und machen, dass dein Name allerorten gefeiert werde."[124]

Ich finde es wichtig, festzuhalten, dass in dieser Legende die Hilfe nicht primär von außen kommt im Sinne eines alttestamentarischen Gottesverständnisses. Antonius vertraut nicht passiv auf die Allmacht Gottes, sondern er stellt aktiv eine innere Beziehung zu der Gottes- bzw. Geistessphäre her, woraufhin ihm erst die Kraft geschenkt wird. Dies eröffnet eine interessante Perspektive zu einem modernen Religionsverständnis. Dies führt jedoch an dieser Stelle zu weit. Näheres dazu können Sie in meinem Buch „Besser leben lernen" nachlesen.[125]

---

124 zit. n. Dunselman, 2004
125 Roediger, 2006

Viktor Frankl schreibt in seinem Buch „Trotzdem Ja zum Leben sagen", in dem er seine Erlebnisse im Konzentrationslager beschreibt, in ähnlicher Weise: Nur die Menschen konnten überleben, denen es gelang, sich innerlich mit einer Welt jenseits der sie umgebenden Hölle innerlich in Beziehung zu setzen. Dies gab ihnen die Kraft, darauf zu vertrauen, dass diese Hölle irgendwann zu Ende sein könnte.[126]

Die besondere Macht des kraftvollen Blickes findet sich aber auch im Gegenwartskontext, zum Beispiel in dem Kinderbuch von Maurice Sendak „Wo die wilden Kerle wohnen"[127]. Hier gelingt es Max mit seinem festen und standhaften Blick in die Augen der Ungeheuer diese zu zähmen, sodass sie ihn zum König der wilden Kerle machen. Im Grunde haben wir auf dem Schulhof früher Ähnliches geübt, wenn wir folgendes Spiel spielten: „Wer kann dem anderen länger in die Augen schauen?" Der, der mehr Kraft und Standhaftigkeit in seinen Blick legen konnte, hatte gewonnen, wenn der andere zuerst wegschaute.

Kommen wir zurück zu dem an der Neurobiologie orientierten Modell der Verhaltenssteuerung und führen dieses noch etwas weiter aus. Wie wirkt denn die obere, selbstreflexive, achtsamkeitsgestützte Ebene auf die Ebene der spontanen, eher emotionalen Aktivierungen konkret ein? Hier spielt die Verbindung von Erlebnis und Sprache eine große Rolle, ähnlich wie in dem Modell der Mentalisierung von Anthony Bateman und Peter Fonagy.[128] Gestützt von der Kraft unserer Achtsamkeitshaltung gehen wir auf innere Distanz zu dem emotionalen Erleben und bringen es in eine sprachliche Beschreibung. Auf der sprachlichen Ebene können wir das Erleben in einen umfassenderen Kontext stellen, sowohl situativ als auch zeitlich. Am Rande unseres Bewusstseins taucht auf, dass es zu dieser Szene ein „Davor und Danach" gibt. Andere Blickwinkel können wieder eingenommen werden, andere Erinnerungen werden wieder verfügbar, der Bezug zu den eigenen Grundbedürfnissen, Werten und Zielen wird wieder möglich, langfristige Konsequenzen können einbezogen werden, wodurch sich andere Verhaltensoptionen anbieten. In diesem selbstreflexiv-distanzierten Modus können wir wieder wählen! Die neu angestoßenen Handlungen brennen sich als neue Lösungsschemata in die neuronale Struktur ein und können hemmend auf die alten Schemata einwirken. So kommen wir heraus aus unseren Lebensfallen (s. Abb. 4).

---

126 Frankl, 2002
127 Sendak, 1966
128 Bateman & Fonagy, 2008

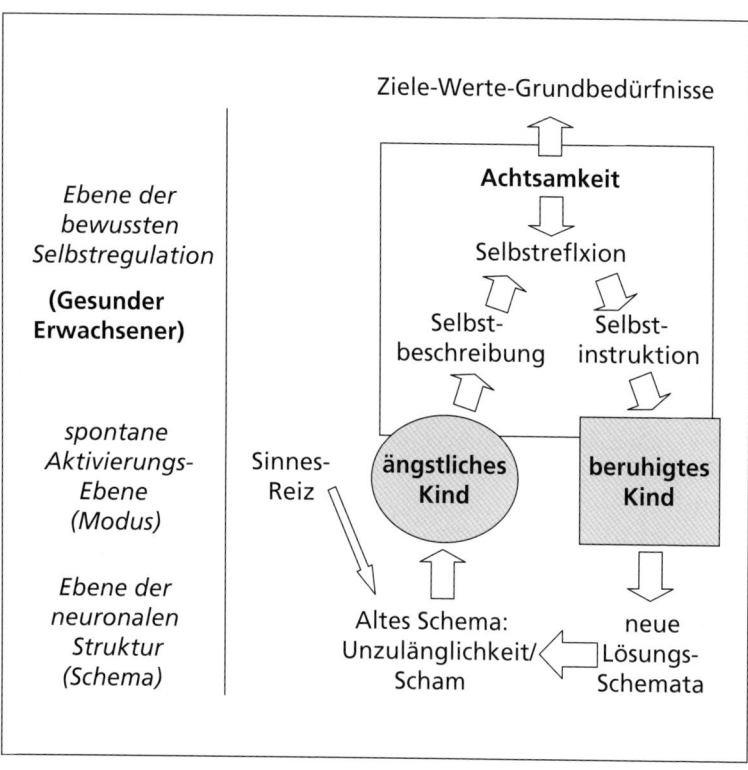

Abb. 4: Die Funktion des Gesunden Erwachsenen bei der Selbstregulation

Die Versprachlichung macht das Problem kommunizierbar, sowohl nach innen als auch gegenüber anderen Personen. So können wir die Perspektiven und Lösungsideen anderer Personen, die auch in unseren Spiegelneuronen neuronal eingebrannt und latent verfügbar sind, zur Problemlösung miteinbeziehen. Die meisten Menschen tun das, indem sie mit sich selbst sprechen. Durch diese beruhigenden *Selbstinstruktionen* können wir uns selbst beruhigen, so wie es eine gute Mutter mit ihrem aufgebrachten Kind tut. Daher nennt man diese Funktion in der Schematherapie den Modus des Gesunden Erwachsenen.[129]

---

129 Roediger, 2009

Auf diesem Weg nutzen wir die Ressourcen, die wir in früheren positiven Beziehungserfahrungen aufgebaut haben, nun als „inneres Zwei-Personen-Stück". Sie können das nachvollziehen, wenn Sie sich vorstellen, was Sie tun, wenn Sie Ihren Schlüssel zu Hause nicht finden und es eilig haben. Zunächst steigt in Ihnen vermutlich eine Unruhe auf oder sogar Angst – je nachdem, wie ernst die Situation ist. Dann rutschen Sie in den Modus des Ängstlichen Kindes. Die meisten von uns fangen dann an, mit sich zu reden: „So, nun bleib mal ganz ruhig, wo bist du zuletzt gewesen? Du hast den Schlüssel doch gerade noch gehabt, der kann doch nicht weg sein. Das Haus verliert doch nichts. Jetzt geh erst mal dahin, wo du ihn zuletzt hattest" etc. In diesem Selbstgespräch imitieren wir früher erlebte hilfreiche Dialoge.

Der aktive Wechsel auf diese parallele, sprachgestützte, selbstreflexive Ebene anhand des Modells der „guten Eltern" in uns ermöglicht den beschriebenen Gangwechsel. Wir gehen nicht auf das problematische Erleben ein, sondern erkennen, dass wir dabei sind, in einen Panikzustand zu geraten, distanzieren uns konsequent und beruhigen uns durch Selbstinstruktionen. Dann lenken wir die Aufmerksamkeit hin zu einer Lösung, indem wir, statt hektisch zu suchen, systematisch vorgehen und an den Ort gehen, wo wir den Schlüssel zuletzt hatten. Dieses Prinzip der Distanzierung, kognitiven Neubewertung und nachfolgenden Aufmerksamkeitslenkung hat Adrian Wells in seiner Metakognitiven Therapie konsequent weiterentwickelt.[130] Aber auch in anderen Ansätzen der sogenannten „Dritten Welle" der Verhaltenstherapie taucht dieses sogenannte *metakognitive Vorgehen* auf, zum Beispiel in der Acceptance and Commitment Therapy (ACT) von Steven C. Hayes,[131] im Cognitive Behavioral Analysis System of Psychotherapy (CBASP) von James McCullogh[132] oder auch in der bereits erwähnten DBT von Marsha M. Linehan[133]. Es scheint sich also um ein sehr nützliches bzw. zentrales Element moderner Therapieansätze zu handeln.

Aber auch in den älteren Verhaltenstherapieansätzen ist meines Erachtens diese innere Bewegung enthalten, auch wenn dies oft nicht explizit so benannt bzw. in den verschiedenen Konzepten unterschiedlich formuliert wird.

---

130 Wells, 2008
131 Hayes et al., 1999
132 McCullogh, 2002
133 Linehan, 1996

Ein wichtiges Element in der klassischen *Expositionsübung* der Verhaltenstherapie ist, dass die Patienten das Ausmaß ihrer emotionalen Belastung skalieren, z. B. auf einer Skala zwischen 0 und 10. Aber welche innere Bewegung müssen die Patienten machen, um eine solche Skalierung durchzuführen? Sie müssen sich von ihrer momentanen Emotion lösen, innerlich die Erinnerung an ein „Null-Gefühl" und ein „Zehn-Gefühl" aufrufen, um diese beiden Gefühle dann mit dem momentanen Gefühl zu vergleichen. Aber diese innere Bewegung ist genau das, was wir eben beschrieben haben: Sich von dem Gefühl lösen, es in eine Beschreibung und dann mit anderen Zuständen in Beziehung bringen. Durch diese Bewegung relativiert sich das zunächst als absolut überwältigend erlebte Gefühl, und die Anspannung sinkt. Wir erleben die Situation nicht mehr mit „Kinderaugen" (daher die Bezeichnung „Kind-Modus" in der Schematherapie), sondern wir wechseln in die Perspektive des „Gesunden-Erwachsenen-Modus". Letztlich handelt es sich dabei um eine Form der kognitiven Umstrukturierung Ich habe nur das Gefühl zu sterben, ich sterbe nicht wirklich. Aber eine Neubewertung ist nur aus einer emotionalen Distanz möglich. Vermutlich ist diese Neubewertung für den Abfall der Angstkurve wesentlicher als die von Margraf und Schneider[134] postulierte Habituation, d. h. der physiologische Spannungsabfall durch das „Aushalten".

Zu einer ähnlichen inneren Distanz zu ihren Gedanken fordert Albert Ellis seine Patienten auf, wenn er sie fragt: „Wollen Sie sich diesen Gedanken durchgehen lassen?" bzw. wenn die Gedanken durch Perspektivenwechsel etc. neubewertet werden.[135] Aber auch in den psychodynamischen Ansätzen heißt es letztlich: „Wo Es war, soll Ich werden". Stark verkürzt kann man es so erklären: Die unbewusst wirkenden Emotionen werden auf einer sprachlich-selbstreflexiven Ebene beschrieben, in einen biographischen Kontext eingeordnet und verlieren dadurch ihre bedrohliche Macht. Auch beim EMDR (Eye Movement Desensitization and Reprocessing[136]) wird der Erlebensstrom angehalten, und die Patienten müssen das Erlebte versprachlichen. Durch die Versprachlichung kann es mit dem Therapeuten geteilt werden, wodurch die emotionale Kraft nachlässt. Gleiches gilt für den schon erwähnten Ansatz der Mentalisierungsbasierten Therapie (auch Mentalization-Based Treatment/MBT), bei

134 Margraf & Schneider, 1990
135 Ellis, 2008
136 Shapiro, 1998

dem ebenfalls das Erleben in Worte gefasst wird und dadurch mit anderen Menschen kommuniziert werden kann. Die Sprache erschließt uns die klärende und haltgebende zwischenmenschliche Dimension, in der Emotion sind wir vergleichsweise allein. Dieser Perspektivwechsel aus dem Sog des emotionalen Erlebens in eine beobachtend-versprachlichungsfähige Haltung scheint ein zentrales Element der psychotherapeutischen Arbeit zu sein!

Nach diesem theoretischen Exkurs kehren wir noch einmal zurück zu einem ganz konkreten Beispiel dafür, wie wichtig die Fähigkeit sein kann, den Gang herausnehmen zu können: Sie haben vielleicht im Herbst 2009 in der Zeitung gelesen, dass angeblich bei den Autos einer bestimmten Marke plötzlich der Motor wie „entfesselt" Gas gab und das Fahrzeug immer weiter beschleunigte. Was wäre Ihre spontane Reaktion, wenn das bei Ihrem Auto passieren würde? Wenn Sie reflexhaft auf die Bremse treten, tun Sie genau das Falsche! Nach wenigen hundert Metern wird die Bremse überhitzt sein und ihre Wirkung verlieren. Danach können Sie das Auto tatsächlich auf diesem Wege nicht mehr bremsen. Dieses Verhalten soll bei über 30 Menschen in den Vereinigten Staaten den Tod bedeutet haben. Was wäre die bessere Reaktion? Sie müssen entgegen Ihrem spontanen Impuls einfach nur den Gang herausnehmen. Der Motor wird dann zwar aufheulen und vielleicht kaputtgehen, aber Sie können den Wagen problemlos mit der Bremse zum Stehen bringen. Sie sehen: Den Gang herausnehmen bzw. wechseln zu können kann lebensrettend sein!

Wie kann man diesen Gangwechsel im Psychotherapieprozess üben? Ich habe die dazu notwendigen fünf Schritte mit dem Akronym „BEATE" zusammengefasst.[137] Die fünf Schritte, die wir zum Gangwechsel brauchen, sind:

1. Benennen: Achtsam bemerken, dass wir gerade in einen Aktivierungszustand (Modus) hineinrutschen, und dies für uns selbst kommentieren, z. B.: „Vorsicht, du bist gerade dabei, dich aufzuregen!"

2. Erkennen: Nach einer ersten Distanzierung vom Gefühl überprüfen, welches Schema hinter diesem Aktivierungszustand (Modus) stecken könnte, z. B.: „Klar, der Fahrer vor dir hat dich gerade geschnitten, und das hat dich als Kind schon zur Weißglut getrieben, wenn dir dein großer Bruder etwas weggenommen hat!"

---

137 Ein Akronym ist ein Kunstwort, das einzelne Buchstaben zu einem Wort zusammensetzt, das für sich wieder eine gewisse Bedeutung suggeriert. In diesem Fall heißt BEATE auf Lateinisch „die Glückliche".

3. Anerkennen: Nicht gegen die Aktivierung kämpfen, sondern akzeptieren, dass man durch die Schemata immer wieder in solche Zustände versetzt werden kann. Dann innerlich die Haltung wechseln und prüfen, was die eigentlichen Ziele und Werte sind, z. B.: „Ok, das ist deine alte Wunde, aber hier geht es nur ums Autofahren. Also gefährde dich nicht mit irgendeiner blöden Aktion!"

4. Trennen: Den alten Handlungsimpuls loslassen bzw. „durchwinken", z. B.: „Leg dich nicht mit dem Kerl an sondern lass ihn fahren. Der braucht das vielleicht!"

5. Einbrennen: Die neu gewählte Verhaltensreaktion konsequent umsetzen, z. B.: „Konzentriere dich auf den Verkehr, denn du willst sicher ankommen!"

Diese fünf Schritte können (vielleicht nicht gerade beim Autofahren) gewissermaßen an den „fünf Fingern einer Hand abgezählt werden", indem jeder Finger für einen dieser fünf Schritte steht. Die Hand ist immer verfügbar und kann eine äußere Stütze für diese innere Bewegung sein, sobald ein Aktivierungszustand auftritt. Wenn wir diesen jedoch nicht achtsam bemerken, werden wir den Einstiegszeitpunkt versäumen! In Abbildung 5 sind die fünf BEATE-Schritte auf die Elemente des Verhaltensregulationsmodells bezogen.

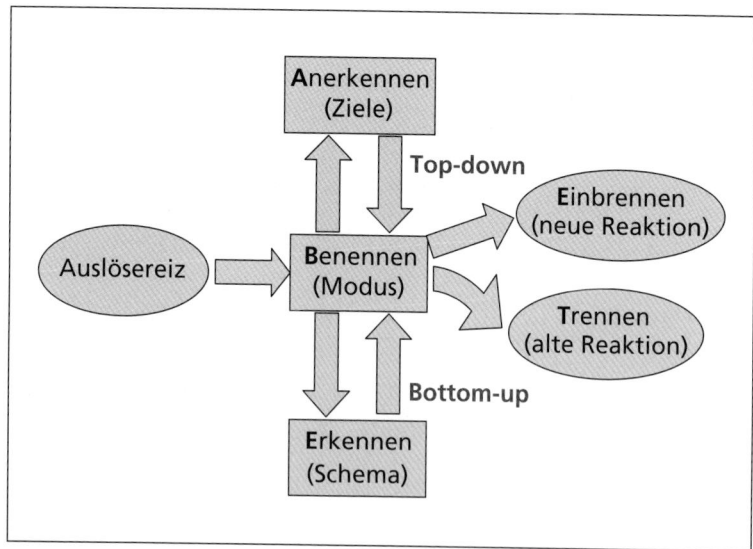

Abb. 5: Selbstregulation (BEATE-Schritte)

Beziehen wir nun diesen achtsamkeitsgestützten Selbstregulationsprozess etwas konkreter auf die psychotherapeutische Praxis: Dies
kann man vergleichen mit der Art, in der ein Reiter sein Pferd führt.
(s. Abb. 6)?

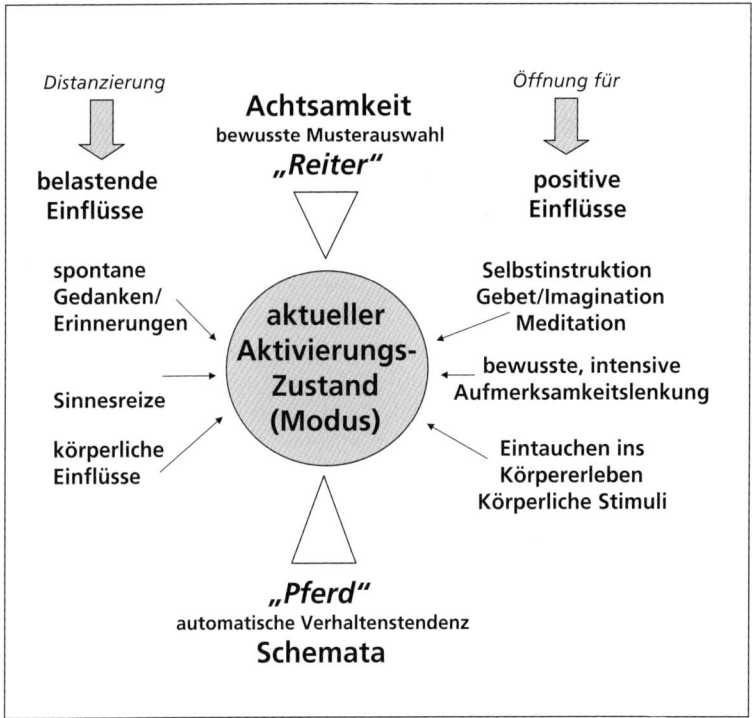

Abb. 6: Möglichkeiten, auf den aktuellen Bewusstseinszustand Einfluss zu nehmen

Auf der linken Seite sehen Sie die drei wesentlichen Bereiche, aus
denen heraus unsere Erlebenszustände aktiviert werden:

1. gedanklich-innerliche Stimuli (spontane negative Gedanken,
   traumatische Flash-backs, Träume)
2. äußere Stimuli bzw. Auslösereize
3. körperliche Einflüsse, die Emotionen aktivieren (z. B. Schmerzen).

81

Letztlich führen all diese Einflüsse zu einer spontanen Modusaktivierung, auf die wir nun im Spannungsfeld zwischen schemabasierten automatisierten Reaktionen (Pferd) und der achtsamkeitsgestützten, selbstreflexiven Gesunden-Erwachsenen-Haltung (Reiter) reagieren müssen. Dabei hat der Reiter zwei Zügel in der Hand:

Er kann sich aktiv von den belastenden Einflüssen distanzieren, indem er sie zwar akzeptiert, aber durch die Achtsamkeit in einer inneren Distanz hält und versucht, nicht an ihnen zu haften, sondern sie „loszulassen". Dies entspräche der buddhistischen Haltung.

Der Reiter kann aber auch mit dem zweiten Zügel bewusst die Aufmerksamkeit auf positive und beruhigende Inhalte in der jeweiligen Sphäre lenken:

1. Er kann seine Gedankeninhalte durch Gedankenkontrolle bewusst wählen, z. B. durch Selbstinstruktionen oder positive Gedankenbilder bzw. Imaginationen (sogenannte *Gedankenlenkung*). In diesem Sinne wirkt z. B. der sogenannte *Sichere Ort*.[138] Antonius hat vermutlich gebetet; auch das kann helfen!

2. Die Wahrnehmung kann konsequent auf neutrale Sinnesreize gelenkt werden (*Stimulus-Kontrolle*), z. B. auf das, was man gerade auf der Straße sieht, oder auf den Raum, in dem man sich gerade befindet. Auch ein bewusstes Lauschen auf die momentan hörbaren Geräusche führt zu einer starken inneren „Entkrampfung" und weitet den inneren Erlebensraum. Probieren Sie es ruhig einmal aus, nur zu lauschen, was Sie im Moment gerade hören können. Bei aufwallenden Emotionen ist dagegen lautes Musikhören besser zum Ablenken geeignet.

3. Eine *intensive körperliche Betätigung* aufnehmen bzw. die momentan gerade geforderte Betätigung konsequent mit aller Aufmerksamkeit fortsetzen. Für Traumatisierte oder Depressive ist es zum Beispiel wichtig, dass sie sich nicht ins Bett zurückziehen, sondern konsequent einen Aufbau positiver Aktivitäten vorantreiben, der sie wieder mit der Welt in Kontakt bringt, auch wenn das zunächst noch nicht mit positiven Gefühlen verbunden ist. Das Gefühl (Pferd) folgt den vom Kopf (Reiter) her eingeleiteten Zuständen nach. Die Lösungen fangen sozusagen im Kopf an. Dabei sollen Sie sich im Erleben ganz mit diesen Körperprozessen verbinden, indem Sie diese achtsam begleiten, so wie in dem bekannten Beispiel des aufmerksamen Teller-Abwaschens, das

---

138 Reddemann, 2001

in buddhistischen Büchern gerne zitiert wird. Die Verankerung des Erlebens am Körper wird auch im sogenannten Body-Scan geübt. Bei starker Anspannung kann die Aufmerksamkeitslenkung auf den Körper durch starke Sinnesreize unterstützt werden, wie es im sogenannten Skills-Training geübt wird (z. B. einen Igelball über die Haut rollen, Gummibänder am Handgelenk schnipsen, Eiswürfel auf der Haut verreiben oder sich starken Gerüchen hingeben).

Der Reiter kann das Pferd also an zwei Zügeln führen: am Zügel der inneren *Distanzierung und Akzeptanz* (linke Bildhälfte) und am Zügel der *Lenkung der Aufmerksamkeit* auf positive Stimuli (rechte Bildhälfte).

Wie wir am Beispiel des „entfesselten Motors" gesehen haben: Fahren Sie ruhig weiter entspannt Auto, aber üben Sie Achtsamkeit, damit Sie im richtigen Moment den Gang herausnehmen können und nicht reflexartig auf die Bremse treten. Das kann lebensrettend sein und verbessert auch sonst die Lebensqualität.

Zusammenfassung

In dem Kapitel habe ich versucht, die Bedeutung von Achtsamkeit und Akzeptanz für die Psychotherapie im Allgemeinen zu beschreiben. Dabei wurde auf das Spannungsfeld zwischen der religiös orientierten menschlichen Grundhaltung und dem zielgerichteten Einsatz in einer Psychotherapie eingegangen. Die Beschreibung der Rolle von Achtsamkeit und Akzeptanz erfolgte mit Bezug zur Schematherapie. Diese kann als Weiterentwicklung der Kognitiven Verhaltenstherapie auch eine eher distanzierte Haltung zu Emotionen und Gedanken einnehmen und versucht, aus dieser Haltung mithilfe der sogenannten BEATE-Schritte auf spontane Schemaaktivierungen im Sinne eines „Gesunden Erwachsenen" zu reagieren. Die Schematherapie schlägt damit eine Brücke zwischen einem neurobiologisch orientierten Störungsverständnis und metakognitiv-orientierten Vorgehensweisen. Es wurden Bezüge zu einer christlichen und der existenzanalytischen Haltung im Sinne Frankls sowie Alltagsbeispielen hergestellt und einige praktische Übungsvorschläge gemacht.

6 Focusing: Psychotherapie in innerer Achtsamkeit

Klaus Renn

Achtsames Hinspüren auf den Körper – Focusing ist erlebenszentriert

In meinen Ausführungen werde ich Sie mitnehmen in die Entstehungsgeschichte von Focusing. Ich möchte Sie einladen, einige kleine Achtsamkeitsexperimente auszuprobieren und Ihnen ein grundlegendes Konzept zur Arbeit mit der inneren Achtsamkeit vorstellen.

Das Spannende an Focusing ist der einfache und natürliche Zugang zum vorbegrifflichen und präverbalen Erleben. Beim Focusing gehen wir davon aus, dass die Bedeutung einer Situation sich zuerst im Körper repräsentiert und uns erst später Fragmente davon mental zugänglich werden. Zuerst der Körper und dann die Sprache. Der Körper bekommt in diesem Konzept zentrale Bedeutung. Im Focusing arbeiten wir natürlich auch mit Gefühlen, Imaginationen, Kognitionen und Auditionen. Die wesentliche Intervention ist für uns aber diejenige, die die Achtsamkeit hin zum körperlichen Erleben führt.

Um Ihnen einen Eindruck zu geben, wovon ich spreche, lade ich Sie gleich einmal zu einem kleinen Experiment ein: *Hier und jetzt könnten Sie sich fragen, wie die gesamte Situation, in der Sie sich gerade lesend befinden, auf Sie wirkt, welche Atmosphäre im Raum ist.* Dazu ist es gut, sich einen Moment, vielleicht eine Minute lang, umzuschauen und umzuhören. Lassen Sie die gesamte Situation auf sich wirken. Nehmen Sie wahr, wie Sie sitzen oder liegen und wer sich vielleicht in Ihrer Nähe befindet. Nehmen Sie den kommenden Atemzug bewusst wahr. Gehen Sie dabei mit Ihrer Aufmerksamkeit nach innen, in den Brust- und Bauchraum. Lenken Sie Ihre Aufmerksamkeit von den Ohren, von den Augen, vom Kopf aus langsam in den Körper ... Warten Sie eine Weile auf das, was Ihnen von innen entgegenkommt, was auch immer es sei. Und verweilen Sie noch etwas bei dem Gesamten dieser Situation – und bei Ihrem Körper, dem von innen gespürten Körper. Vielleicht spüren sie einen Gesamteindruck, ein Hintergrundgefühl zu ihrem Hier-Sein. Wenn Sie jetzt unser kleines Experiment in Sachen Focusing noch weiterführen möchten, können sie sich in Richtung Körper fragen: Welche Überschrift passt zu diesem Gesamtgefühl? Fragen Sie in den Körper, so, als ob Sie einen Mitmenschen fragen würden. Und verlangsamen Sie sich: Das Gesamtgefühl dieser Situation ist ungefähr so wie ... Vielleicht taucht ein Bild oder Wort aus diesem körperlichen Gesamtgefühl auf ... Lassen Sie es einfach absichtslos entstehen, ob es Ihnen gefällt oder nicht ... Was immer in Ihrem inneren Gewahrsein aufgetaucht ist – Sie könnten sich nun fragen: Was ist daran bemerkenswert? Auch diese Frage können Sie nach innen in Richtung Brust und Bauch stellen: Bemerkenswert in dieser Situation ist ... So, jetzt haben Sie schon ein klein wenig Focusing praktisch ausprobiert.

Also: Focusing hat mit dem Körper zu tun, mit körperlichem Erleben, mit einer spezifischen Situation, die außen und auch innerpsychisch wirkt, und mit einer achtsamen Bezugnahme auf dieses Erleben, aus der nach einigen Sekunden des Verweilens ein Symbolisieren in Imaginationen, Sprache, Gefühlen, Gesten, ... geschieht.

Wenn wir diese Erfahrung in den neurobiologischen Kontext stellen, finden wir die eindrucksvollen Studien von Antonio Damasio, die zeigen, dass das Denken nicht ohne Emotionen stattfinden kann und dass Emotionen das Ergebnis einer körperlichen Situationseinschätzung sind, die nicht den Umweg über das Bewusstsein nehmen. Es wird mehr und mehr deutlich, dass an diesem Prozess Informationen, die über die Organe kommen, in höherem Maße beteiligt sind als bisher angenommen. Die Erkenntnis aus dem Focusing, dass Sprache, Bilder, ja das gesamte Erleben mit dem Körper verbunden sind – und nicht ausschließlich mit dem Gehirn (cerebrale Prozesse) –, wird Stück für Stück neurobiologisch verifiziert.

Focusing wurde in den frühen 1960er-Jahren von Eugene Gendlin an der Universität Chicago entwickelt.[139] Gendlin war und ist Philosoph und Psychotherapeut. Seine damalige Kernfrage lautete: Was unterscheidet sogenannte erfolgreiche Klienten von weniger oder nicht erfolgreichen Klienten? In seinem Forschungsprojekt wurden einige Hundert Mitschnitte von ganzen Therapieverläufen aufgenommen. Die Therapeuten und Klienten gaben an, ob nach ihrer

---

139 Gendlin, 1981

Einschätzung die Therapie erfolgreich oder nicht erfolgreich war. Zusätzlich setzten die Forscher um Gendlin psychologische Tests zur Bestimmung positiver Veränderungen ein. Nur wenn alle drei Ergebnisse übereinstimmten – die Beurteilung des Klienten, des Therapeuten und des unabhängigen Tests –, wurde der Therapieverlauf in die Studie aufgenommen. Anschließend verglichen die Forscher die Tonbänder, um herauszufinden, was der Unterschied zwischen Erfolg und Misserfolg ausmachte.

Die Vorannahme dabei lautete, dass die zentrale Ursache für Erfolg oder Misserfolg der Therapie beim Therapeuten liege: Je einfühlsamer, authentischer usw. der Therapeut, desto erfolgreicher die Therapie. Folgerichtig konzentrierten die Wissenschaftler sich beim Abhören der Aufnahme zunächst auf die Therapeuten. Allerdings konnten sie bei der Analyse keine signifikanten Unterschiede zwischen den Therapeuten feststellen.

Anschließend hörten die Forscher den Klienten zu und machten eine faszinierende Entdeckung: Diesmal fanden sie Unterschiede zwischen den erfolgreichen und erfolglosen Therapien, und zwar schon in der ersten oder zweiten Therapiesitzung. Vermutlich sind Sie, liebe Leserinnen und Leser, jetzt auch schon dabei, anhand Ihrer eigenen Erfahrungen Vermutungen darüber anzustellen, was wohl das Ergebnis dieser Untersuchung sein könnte. Was das Ganze noch spannender macht: Die Wissenschaftler konnten schon beim Anhören jedes beliebigen Erst- und Zweitgesprächs vorhersagen, wie die Übereinstimmung der Bewertungen durch den Klienten selbst, durch den Therapeuten und durch den Test letztendlich ausfallen würde.

Bei den *erfolgreichen Klienten* fanden die Forscher Folgendes: Diese verlangsamten immer wieder ihr Sprechtempo, drückten sich weniger klar aus und begannen, nach Worten zu suchen, um das zu beschreiben, was sie eben erlebten. Auf den Bändern hörte sich das etwa so an: „Hmm, ja, ... da ist Ärger ... hm, nein, ich bin wütend – ja das ist es, ich bin wütend!" Das war ein gewisses Aha-Erlebnis. Die Klienten waren hörbar erleichtert, wenn sie etwa formulierten: „Ja, ich bin wütend!"

Die erfolgreichen Klienten drückten sich, sprachen sie von ihrem Erleben, immer wieder vage-suchend aus: „... Das ist so wie ... hm ..."; sie hatten mehr Sprechpausen, Zeiten der Stille, und konnten nach diesem Innehalten etwas Genaueres, Neues formulieren. Sie lokalisierten Empfindungen im Körper: „Hier im Brustraum drückt es", oder: „Dazu habe ich ein komisches Gefühl im Bauch", oder: „Da bekomme ich einen Kloß im Hals".

Die erfolgreichen Klienten nahmen zu ihrem gegenwärtigen Erleben eine Beziehung auf und versuchten, dieses Erleben bildhaft, sprachlich und gestisch zu symbolisieren. Sie traten in eine empathische Beziehung zu sich selbst, und sie bezogen sich direkt auf ihr Erleben.

Bei den *erfolglosen Klienten* fand man hingegen Folgendes: Diese drückten sich die ganze Therapiestunde über klar aus. Sie sprachen nicht von Körperempfindungen und auch nicht von Gefühlen, die sich während der Sitzung wandelten. Sie konnten ihre Probleme analysieren oder auch weinen – im Endeffekt veränderte sich aber kaum etwas. Diese Klienten sprechen „über" etwas, jedoch nicht „aus etwas heraus", sie finden keine Stimme, die aus ihrem Herzen oder ihrem Bauch kommt und ein irrationales Echo in den Gefühlen auslöst. Was das Überfluten von Gefühlen angeht, tritt bei einer erfolglosen Therapie der gleiche Effekt ein: Andauerndes Weinen oder anderweitiges Ausagieren von Gefühlen verhindert die direkte Beziehung des Klienten zu seinen Gefühlen. Ein Veränderungsprozess wird dabei nicht in Gang gesetzt.

Die Ausgangsfrage des Forscherteams um Gendlin lässt sich also noch weiter präzisieren: Was macht der erfolgreiche Klient „innendrin" anders als der weniger erfolgreiche? Überhaupt: *Wie* macht er innendrin *was*? Welche Ressourcen nutzt der erfolgreiche Klient anders als der weniger erfolgreiche?

Kurzgefasst lautet eines der Ergebnisse dieser Studie wie folgt: Erfolgreiche Klienten können eine fühlende und empathische Beziehung zu ihrem Erleben herstellen. Sie treten mit ihren inneren Vorgängen unmittelbar in Kontakt.

Als „Ich" können sie ihrem Erleben gegenübertreten und Intensität, Nähe und Distanz zu ihrem Problem regulieren: „Ich spüre mich ...", „Ich nehme bei mir wahr ...". Erfolgreiche Klienten haben ein „Ich mit mir", eine annehmende, interessierte Beziehung zu sich selbst. Sie können einen Abstand zu ihrem Problem finden, einen inneren Freiraum schaffen, von dem aus sie eine realistische Chance haben, das Problem erfolgreich zu bearbeiten. Sie geraten also weder in die Gefahr, kopfüber in ihr Problem hineinzustürzen, noch gehen sie erlebnismäßig so weit auf Distanz, dass nur noch ein analysierend-reflektierendes Sprechen darüber möglich ist.

Aus diesen Erkenntnissen ist das Konzept des „Freiraumes"[140] im Focusing entstanden. Um diesen ausgewogenen, erlebnismäßigen Kontakt zu sich selbst und zu dem Problem aufrechtzuerhalten,

---

140 Gendlin, 1981

- nutzen und vertrauen die erfolgreichen Klienten ihren körperlichen Empfindungen;
- nehmen sie ihre Emotionen ernst;
- orientieren sie sich an spontan aufsteigenden inneren Wahrnehmungen wie Bildern, Körperempfindungen, vagen Ahnungen und Körperimpulsen;
- nutzen sie die Symbolkraft ihrer Träume.

Das „Geheimnis" des erfolgreichen Veränderungsprozesses besteht also in der Fähigkeit des Klienten, eine optimale Balance und Beziehung zu seinem inneren Erleben herzustellen und konstruktiv aufrechtzuerhalten, ... um *von dort aus* neue Informationen, kreative Einsichten, bedeutsame Einstellungsveränderungen usw. auftauchen zu lassen.

Nicht, was ein Klient über sein Problem im Kopf hat und sprachlich bereits „weiß", auch nicht, was der Therapeut „über" dieses Erleben zu wissen glaubt, scheint entscheidend für den Veränderungsprozess zu sein. Entscheidend ist die erlebnishafte Kontaktaufnahme mit einem vorsprachlichen, körperlich spürbaren Fühlen/Wissen von „etwas", das sich sodann, wenn es sich weiter ungestört entfalten kann, in einem tiefgreifenden Aha-Erlebnis selbst erklärt und versteht. Geht der Kontakt zu diesen unmittelbaren, körperlichen Erfahrungen verloren, stockt auch der therapeutische Prozess.

Was in den 1960er-Jahren erforscht und bis heute weiterentwickelt wurde, beschreibt der Neurobiologe Gerald Hüther folgendermaßen: Damit Veränderung geschehen könne, müssten wir versuchen, die verlorengegangene Einheit von Denken, Fühlen und Handeln, von Rationalität und Emotionalität, von Geist, Seele und Körper, wiederzufinden. Er zitiert Grawe , es „müssen reale Erfahrungen sein, die die betreffende Person mit all ihren Sinnen macht, und nicht nur verbale Repräsentationen von Erfahrungen" [141]. Therapie muss unter die Haut und unter die Sprache gehen! Diese Bedingungen für Veränderung gelten für jeden Menschen und damit auch für jede psychotherapeutische Sitzung. Focusing erfährt in der neurobiologischen Forschung ein „Remake" der besonderen Art. Ein in der Lehre und Forschung tätiger Psychiater und Psychotherapeut sagte mir nach einem Focusing-Seminar: „Noch vor 15 Jahren hätte ich Focusing als esoterisch abgetan – jetzt, mit den Erkenntnissen der Neurobiologie, finde ich diesen Ansatz fantastisch." Aspekte des

---

141 Grawe, 2004 in Hüther, 2006

Focusing haben die Traumatherapie über Peter Levine und Luise Reddemann wesentlich beeinflusst.

Aber kommen wir zurück zu Eugene Gendlin. Er hat nach der vorhin beschriebenen Studie weiter experimentiert, gefragt und erforscht, *wie die weniger erfolgreichen Klienten die Fähigkeiten der erfolgreichen Klienten erlernen können ... und daraus entstand Focusing.*

Focusing bietet die Möglichkeit, schwierige Klienten das lernen zu lassen, was andere schon können, wenn sie zu uns hereinkommen. Das gilt insbesondere für traumatisierte Menschen. Ihnen kann Focusing ganz besonders helfen.

Focusing wurde zuerst in sechs aufeinander folgenden Schritten als Übungs- und Trainingsritual für schwierige Klienten beschrieben und praktiziert. Heute wird Focusing als Selbsthilfe- bzw. Selbstmanagement-Methode praktiziert und findet als lehr- und lernbare Methode der Intuition Anwendung. In der Psychotherapie wird es erfolgreich eingesetzt – von Psychoanalytikern ebenso wie von Verhaltens- und Familientherapeuten.

Focusing ist in der Psychotherapie entstanden. Diese organische Verbundenheit der Focusing-Konzepte und der therapeutischen Praxis macht es leicht, Focusing in die psychotherapeutische Arbeit zu integrieren.

Im Focusing kreuzen sich empirische Psychotherapieforschung und phänomenologische existentialistische Philosophie.

Focusing steht in Philosophie und Praxis östlichen und westlichen spirituellen Konzepten gleichermaßen nahe – auch wenn es aus psychologischer Forschung und westlicher Philosophie erwachsen ist. Über Focusing gelingt z. B. der Transfer der Achtsamkeits-Arbeit von Jon Kabat-Zinn in die psychotherapeutische Arbeit.

Focusing ist dem Weg der Meditation verwandt und verbunden. Jack Kornfield, der wohl bekannteste gegenwärtige Meditationslehrer in den USA, sagte mir, er könne sich seine spirituelle Begleitarbeit mit Menschen nicht mehr ohne Focusing vorstellen. Zenmeister Robert Aitken empfiehlt Focusing als Methode seiner Wahl, um psychologische Probleme zu bearbeiten, Zenmeister Richard Baker Roshi hat sich ausführlich und wertschätzend mit Focusing befasst, und das Buch „Meditation für Dummies"[142] bezeichnet Focusing als „westliche Methode zur Auflösung von Blockaden". Wie ich von Silvia Wetzel gehört habe, nutzt sie ebenfalls Focusing in ihrer Arbeit.

---

142 Bodian, 2005

Pater Anselm Grün schreibt: „Focusing führt uns liebevoll in die Kunst ein, in den Körper hineinzuspüren und der eigenen Sehnsucht zu trauen."[143]

Vielleicht haben Sie, liebe Leserin, lieber Leser, sich mit spirituellen Wegen befasst und heilende oder entspannende Erfahrungen mit Meditation, Yoga oder anderen Übungswegen gemacht? Vielleicht möchten Sie nun die Essenz dieser spirituellen Wege der Befreiung in Ihre psychotherapeutische Arbeit integrieren? Ich selbst habe in den 1970er-Jahren erste Erfahrungen in Meditation und Transpersonaler Psychologie gemacht. Danach begann ich nach Möglichkeiten zu suchen, diese Erfahrungen mit meiner psychotherapeutischen Arbeit zu verbinden. Ich fing an, Verschiedenes auszuprobieren. So bot ich einer bestimmten Auswahl von Klienten zu Beginn der Stunde Entspannungsübungen, kürzere Meditationsübungen und ähnliches an, mit anderen machte ich während oder zum Abschluss der Stunde Körper- und Entspannungsübungen.

Der damalige Zeitgeist begünstigte es, zu experimentieren und Ungewöhnliches auszuprobieren. Immer wieder machte ich die Erfahrung, dass die Klienten bei solchen achtsamen und erlebensaktivierenden Übungen gern mitmachten und tatsächlich auch etwas erlebten. Aber wenn die kleine Übungseinheit vorbei war, sprachen meine Klienten genau an dem Punkt weiter, an dem sie vorher aufgehört hatten. Offensichtlich hatte die Übung keine Verbindung zu ihrem tatsächlichen Erleben hergestellt. Bei meinen Experimenten „schraubte" ich quasi die Achtsamkeitsarbeit an eine Therapiesitzung an oder setzte die achtsame Körpererfahrung mitten in die Stunde hinein. Nur gut, dass die Klienten so geduldig mit mir waren.

Für die prozess- und beziehungsorientierte Psychotherapie ist es nicht einfach damit getan, dass der Therapeut meditiert, was natürlich seiner Präsenz und damit dem Klienten guttut. Auch passt es nicht in eine psychotherapeutische Stunde, wenn der Therapeut mit dem Klienten meditiert oder mit ihm betet. Das mag für sich genommen hilfreich und gut sein – für eine Psychotherapie jedoch braucht es eine tiefere wechselseitige Durchdringung der unterschiedlichen Veränderungswege. Die östlichen Traditionen haben andere Grundkonzepte von dem, was wir Person, Persönlichkeit, Persönlichkeitsentwicklung oder auch Beziehung nennen, und auch die Bedeutung und der Umgang mit Emotionen ist in aller Regel unterschiedlich zu unserer westlichen Psychotherapie. Nachdem ich selbst seit Langem

---

143 Renn, 2006

meditiere und viele meditierende Menschen psychotherapeutisch begleitet habe, glaube ich sagen zu können: Meditation kann auch das Risiko bergen, dass man die Beziehung zu sich selbst und zu anderen vermeidet, indem man abtaucht in Zustände der Ruhe, der Entspannung und Gelassenheit. Die jahrtausendealten östlichen Meditationsverfahren wollen jedoch mehr und anderes, und sie sind ihrem Wesen nach lebenslang angelegte Übungswege. Sie in den Prozess einer beziehungsorientierten Psychotherapie zu integrieren, erfordert einen Quantensprung, den Sie in den Konzepten und Haltungen von Focusing finden können.

Bei meiner ersten Begegnung mit Focusing machte ich die Erfahrung: Hier geschieht Psychotherapie mit spirituellen Obertönen, Körper-, Imaginations- und Emotionsarbeit ..., und der psychotherapeutische Prozess bleibt ein integrales Ganzes. Von meinen direktiven, am Klienten vorbeigehenden, ja manipulierenden Interventionen und Übungen verabschiedete ich mich liebend gerne. Mit Focusing war mir klar: Der Erlebensfluss des Klienten beinhaltet eine Fülle von Erfahrungen, und es braucht keine Techniken, die gewissermaßen an den Klienten „angeschraubt" werden. Der wesentliche Prozess der Veränderung geschieht, wenn der Klient angeregt wird – während er spricht, während er sieht, während er hört, während er denkt –, immer wieder in das spezielle Bewusstsein der inneren Achtsamkeit einzutauchen, sich dabei selbst wahrzunehmen und körperlich zu spüren. Dazu gehört ein Therapeut, der sich ebenfalls spürt, der präsent ist und seine gegenwärtige Resonanz in der Beziehung dem Klienten zur Verfügung stellt.

Wie beschreiben wir im Focusing die innere Achtsamkeit?

Die buddhistische Sicht der Achtsamkeit können Sie im Kapitel 3 von Sylvia Wetzel nachlesen. Im Focusing definieren wir innere Achtsamkeit im Kontext der Psychotherapie in einer anderen Sprache, vor allem als ein inneres Beziehungsphänomen. Zu Beginn dieses Vortrags habe ich Sie, liebe Leserin, lieber Leser, aufgefordert: „Lenken Sie Ihre Aufmerksamkeit von den Ohren, von den Augen, vom Kopf aus langsam in den Körper ... Warten Sie eine Weile auf das, was Ihnen von innen entgegenkommt, was auch immer es sei." Innere Achtsamkeit meint im Focusing: Sie setzen sich mit Ihrem (vielleicht noch gar nicht wahrnehmbaren) inneren Erleben in Verbindung, Sie geben Ihre Aufmerksamkeit in den Körper, spüren Ihren Körper von innen.

Achtsam zu sein bedeutet, alles, was im eigenen Erleben auftaucht, wahrzunehmen und willkommen zu heißen. Sie nehmen dabei eine innere Haltung ein, die allen auftauchenden Gefühlen, Bildern, Körperempfindungen – ob angenehm, ob schmerzlich – ein kleines „Welcome" zuspricht: „Ah, du bist auch da." „Du gehörst auch zu mir." Sie lassen dem, was in Ihnen wahrnehmbar wird, einen freundlichen Empfang in Ihrer Welt zuteil werden – so, als würden Sie als gute Mutter oder guter Vater diesem „neugeborenen" Erleben liebevoll seine Berechtigung geben.

Natürlich lässt sich das leicht sagen, im Tun aber ist es nicht ganz so einfach. Achtsamtsein bedeutet, einigen Gewohnheiten nicht nachzugeben: Wahrnehmen – aber ohne zu bewerten, ohne zu analysieren und zu deuten, ohne das Wahrgenommene abzutun, und auch ohne es in Sprache bringen zu müssen. Darüber hinaus braucht Achtsamsein auch noch ein Verweilen ohne Absichten, Ziele und Zwecke. Es braucht die Haltung der sogenannten Absichtslosigkeit. Sie sind einfach da mit ...

Sie merken wahrscheinlich: Innerlich achtsam sein bedeutet, in einer ganz bestimmten Weise mit sich, dem inneren Erleben eine gewisse Zeit zu verbringen. Es meint ein bestimmtes „Wie ich mit mir selbst bin", es meint eine spezielle Beziehung zu sich selbst. Obwohl es ganz einfach erscheint, impliziert es bei genauer Betrachtung viele Haltungen und Bedeutungen. In dieser einfachen, freundlich-neugierigen Zuwendung zu sich selbst sind ganze Psychologien eingefaltet.

Wie funktioniert Focusing?

Schauten Sie einem Focusingtherapeuten bei der Arbeit zu, würden Sie immer wieder mal die Intervention hören: „Achten Sie doch einen Moment lang auf das, was hier gerade vor sich geht (Therapeut deutet auf den eigenen Brust- und Bauchraum), während Sie von ... (beliebiges Thema) sprechen. Damit geht die Einladung an den Klienten einher, einen Moment zu verweilen und nach innen zu spüren. Verweilt der Klient mit der Aufmerksamkeit in dieser vagen Erfahrung, die hinter oder unter dem sprachlich explorierten Thema liegt, eröffnen sich Empfindungen, die wesentliche Aspekte, klare Einsichten und frische Energien zugänglich machen.

Mit der Aufforderung zum Verweilen von einigen Sekunden bis zu einer Minute wird der innere Zugang ermöglicht, den erfolgreiche Klienten bereits mitbringen. Dazu folgende Vignette:

Frau U., etwa 50 Jahre alt, lebt ganz frisch getrennt von ihrem Mann, der sie verlassen hat. Sie berichtet über die Ereignisse der letzten Tage, die sie ganz hilflos machen. Währenddessen bitte ich sie, kurz innezuhalten, ihre Aufmerksamkeit zum Körper, zum Brust- und Bauchraum zu geben und dort eine gewisse Zeit zu verweilen. Meine nächste Frage lautet: „Welche Empfindungen, welche Atmosphäre finden sie hier? Ihr Tonfall wird weicher und sie berichtet, ihr Brustraum sei fest und kalt, und tiefer im Körper fühle sie eine Kraft. Ich schlage vor, die Aufmerksamkeit der Kraft zuzuwenden und die spezielle Qualität dieser Kraft zu erforschen. Frau U. bemerkt sodann, wie sich eine wohltuende Helligkeit in ihr ausbreitet und Wut entsteht. Diese Wut erlebt sie auf sich selbst gerichtet. Sie bedeutet: „Wie konnte ich das alles nur mitmachen?" Im Aussprechen dieses Satzes richtet sie ihren Rücken etwas auf. Diese kleine Veränderung ihrer Haltung melde ich ihr zurück und schlage vor, sie möge diese Haltungsänderung von innen erspüren. Sie fühlt sich aufrechter und spürt eine, wie sie es nennt, „Verteidigungskraft" hin zu ihrem Mann. Diese neue Kraft fühlt sich für sie im Brustraum warm an. Sie deutet diese Erfahrung so, dass sie wieder bei sich angekommen ist.

Frau U. bleibt mit diesem neuen Empfinden verbunden und findet für sich stimmige nächste Schritte. Ihr wird klar, dass sie als Erstes aus dem ehemalig gemeinsamen Haus ausziehen will. Sie verlässt meine Praxis mit einer neuen Haltung, die neues Verhalten ermöglicht.

So ähnlich könnte eine Focusing-Sequenz während einer Therapiestunde aussehen. Die Dauer der geschilderten Sequenz betrug ca. 25 Minuten. Vor und nach dieser Sequenz hat das übliche Therapiegespräch stattgefunden.

Die Klientin findet Wachstumsschritte aus sich heraus, Lösungen bilden sich aus dem konkreten körperlichen Erleben, meist begleitet von einem tiefen Atemzug, einem kleinen Aha-Erlebnis. Diese Veränderungsschritte, diese „Magic Moments" fühlen sich für Klienten und Therapeuten gleichermaßen erfrischend an. Meine Aufgabe als Therapeut besteht darin, präsent zu sein und die Achtsamkeit des Klienten immer wieder hin zu seinem gegenwärtigen körperlichen Erleben, hinter die Sprache und auch hinter die Gefühle zu führen und ihn einzuladen, dort zu verweilen. Störe ich den Klienten dabei nicht, so kann die Heilung fortschreiten. Auch mit viel Nachdenken und hoher Kompetenz ist es uns Therapeuten nicht vergönnt, diese einmaligen, intelligenten Wachstumsschritte zu antizipieren.

Das Herzstück des Focusing

Im Focusing gehen wir davon aus, dass die Bedeutung einer psychischen Situation vor allem im Körper und weniger mental repräsentiert wird. Körpergefühle enthalten eine Fülle von präverbalen Erfahrungen, Empfindungen, Wissen, Zeiten, ..., die das psychische Leben einer Person grundlegend beeinflussen.

Vielleicht haben Sie schon einmal ein Gedicht geschrieben? Dann wissen Sie: Inmitten des Schreibens gibt es ein Steckenbleiben. Sie können den bisherigen Text immer wieder lesen und versuchen, die nächste Zeile zu schreiben, aber es passt nichts. Sie ist noch nicht da und doch können Sie genau spüren, was passen würde. Diese noch leere Zeile weiß genau, was stimmt und wird alle möglichen nächsten Zeilen ablehnen, die Sie versuchen. Manche nächste Zeile mag schön sein, doch passt sie nicht hierher. Sie haben ein unbestimmtes, aber genaues körperliches Gefühl für das, was hier zu stehen hat, ohne dieses Gefühl rational begründen zu können. In seinen Vorlesungen über Ästhetik spricht Ludwig Wittgenstein davon, dass es in uns „Klick" macht. „Die Erklärung ist richtig, welche Klick macht."[144] Wir spüren, wenn es in uns „Klick" macht, es ist ein körperlich wahrnehmbarer Vorgang, ein inneres Aha, oder ein inneres Genau. Oder wir sagen: „Das ist es noch nicht, das stimmt noch nicht so ganz." Das heißt, das innere „Klick" steht noch aus.

Focusing beschreibt diese bisher wenig beachtete Erlebenskategorie des schon Gespürten, aber noch nicht Gewussten. Gendlin, der Gründer des Focusing, nennt diese Erfahrung „Felt-Sense". Diese besondere Erlebenskategorie, „Felt-Sense", ist das Herzstück des Focusing. Eugene Gendlin hat diese Erfahrung mit einem englischen Kunstwort bezeichnet. Ins Deutsche lässt sich der Begriff nicht wirklich übersetzen – „felt" meint „gefühlt", und „sense" hat die Doppelbedeutung von „Sinn" und „Verstand" sowie von „Spüren" und „Fühlen". Also könnten wir sagen: gefühlter Sinn und zugleich kör-

---

144 Wittgenstein, 1938 [2000], S. 33

perlich gespürte Bedeutung. Gendlin selbst, der aus Wien stammt, möchte diesen Begriff nicht ins Deutsche übersetzt haben. Das unklare Kunstwort „Felt-Sense" soll das benennen, was mehr als Worte ist.

Focusing bezieht sich auf das noch nicht Entfaltete, noch nicht Gewusste, noch nicht Gefühlte, auf die verschwommene und vage körperliche Resonanz auf ein äußeres oder inneres Ereignis. In der Neurobiologie dürfte der Begriff der „Hintergrundemotion" dem des Felt-Sense nahekommen. Ich zitiere Antonio Damasio: „Hintergrundemotionen sind der zusammengesetzte Ausdruck regulativer Reaktionen, die sich in jedem Augenblick unseres Lebens bilden und überschneiden."[145] Die phänomenale Welt der komplex vernetzten chemischen, hormonellen und neuronalen körperlichen Reaktionen können wir uns als Erfahren des Felt-Sense vorstellen. Daraus resultiert, dass zu allem, was man tut, was man sich vorstellt, und zu jedem inneren und äußeren Ereignis diese körperliche Resonanz, diese Hintergrundemotion angefragt und ahnend wahrgenommen werden kann. Und dieser Felt-Sense impliziert bereits den konkreten nächsten Erlebensschritt.

Vielleicht befindet sich hier im Raum ein Gemälde? Wir können uns vorstellen, verschiedene Perspektiven zu diesem Gemälde einzunehmen. Eine besteht darin, sich über das Bild zu unterhalten, eine andere darin, beim Maler im Atelier zu sein und zu beobachten, wie er malt, dabei vielleicht mit ihm zu sprechen. Die dritte, kaum bekannte Kategorie des Erlebens und kaum eingenommene Perspektive besteht darin, beim Maler und der noch leeren Leinwand zu sein. Das Bild ist noch nicht symbolisiert, es existiert noch nicht, ist noch implizit in der inneren Welt des Malers. Es ist schon vorhanden – Künstler und Wissenschafter berichten davon, wie dieses „Schon-aber-noch-Nicht" innerlich unruhig machen kann. Diesen Zustand des Körperempfindens nennen wir Felt-Sense. Alles von dem Bild, um was es auch immer geht, ist schon in diesem körperlichen Gefühl enthalten. Focusing bedeutet, diesen Felt-Sense anzuregen und dann in einer gewissen – nennen wir es „Hebammen-Haltung" – zur Welt zu bringen.

Ein alltägliches Beispiel für den Felt-Sense:
Auf dem Weg zur Praxis fällt mir plötzlich ein: „Ich habe etwas vergessen!" Sofort ist mir deutlich, dass dieser Einfall nicht ein Ge-

---

145 Damasio, 2004

danke neben anderen ist – die Erkenntnis schießt vielmehr spontan in den Bauch, ich bemerke, wie ganzer mein Körper quasi die Luft anhält und ein gewisses Erschrecken sich in mir breitmacht. Mein Gehirn läuft auf Hochtouren und fragt sogleich nach dem „Was?", meine Nebenniere mischt etwas Adrenalin dazu und lässt mich hellwach und aufgeregt werden: „Was ist es, das ich vergessen habe?" Ich weiß, vielmehr spüre ich deutlich: „Ich habe etwas vergessen", nur weiß ich noch nicht, um was es sich handelt.

Diese kleine Begebenheit ist eine typische Äußerung, mit der sich unser Körper konkret melden kann. Das „Ich" wird durch ein diffuses, unbehagliches Körpergefühl zunächst darauf aufmerksam gemacht, dass etwas nicht stimmt – damit weiß „ich" im ersten Schritt mehr als vorher, auch wenn die inhaltliche Antwort noch nicht klar ist.

In dieser alltäglichen Situation übermittelt mir mein Körper eine wichtige, in Vergessenheit geratene Botschaft. Er kommuniziert mithilfe seiner vorsprachlichen Möglichkeiten, ähnlich wie noch nicht sprechende Kleinkinder und Tiere. Ein Hund bellt, winselt und zwickt sein Herrchen, um es auf etwas Wichtiges aufmerksam zu machen. Ein Kleinkind weint und schreit, bis Eltern die richtige Antwort finden und eines der überschaubaren Grundbedürfnisse wie Hunger, Nähe oder trockene Windeln befriedigt haben. Auch eine Hauskatze kann ihrer Bezugsperson recht genau mitteilen, was als Nächstes geschehen soll.

Ein Mensch, der an Begriffen und rationalen (auch psychotherapeutischen) Konzepten orientiert ist, wird dem, was noch nicht konzeptualisiert ist, was (noch) keine Sprache hat, also undefiniert ist, nur schwer vertrauen können. Dieses unbestimmte Gefühl von „Ich weiß schon, kann es aber noch nicht sagen" ist etwas Offenes, noch nicht begrifflich Geformtes, das noch ganz mit dem Erleben verbunden ist. Dieses „Noch-nicht-Wissen" ist vom Erleben her geformt und daher genauer und tiefer, als Worte sein können. Der Körper kennt bereits das Gedicht in seiner gefühlten Ganzheit, in seiner Stimmung, Sehnsucht und Ergriffenheit, die gerade ihren Ausdruck findet, und kann somit präzise signalisieren, welche Worte in welchem Stil genau stimmen.

Auch auf meiner Fahrt zur Praxis stellten sich dieses „Aha, genau, das passt" und ein Aufatmen ein, nachdem ich meinem Körpergefühl alle möglichen Vorschläge gemacht hatte. Ich fragte mich: „Geldbeutel? Schlüssel? Etwas mitbringen?" Doch die Anspannung ließ nicht nach. Bis irgendwann auftauchte: „Auto zur Inspektion". Sofort fühlte ich eine körperliche Entspannung, ich fühlte mich besser.

„Ja, das ist es!" Obwohl es unangenehm und peinlich war, der Werkstatt mitzuteilen, dass ich den Termin vergessen hatte, fühlte sich das Leben sogleich wieder fließend und gut an.

Einen Felt-Sense können Sie willkürlich zu einer inneren oder äußeren Situation entstehen lassen. So könnten Sie etwa Ihren letzten Urlaub in seiner Gesamtheit nach innen, körperlich anfragen. Wenn Sie es ausprobieren wollen, dann nehmen Sie einen etwas tieferen Atemzug, und lassen Sie das Ganze Ihres letzten Urlaubes entstehen. Alle Erfahrungen, die Sie gemacht haben, alle einzelnen Situationen, ... die vielen kleinen Erinnerungen, die wie Videoclips in einem Bruchteil von Sekunden vor Ihrem inneren Auge ablaufen: Ihre Fahrt oder der Flug, Ihre Begegnungen, die Beziehung, Wohnen und Essen, und, und, und ... Lassen Sie alles ein Ganzes werden, legen Sie Ihre Achtsamkeit in den Brust- und Bauchraum und verweilen Sie dort eine gewisse Zeit. Vielleicht bemerken Sie im Körperraum ein vages Empfinden, das mit dem Ganzen des Urlaubs zu tun hat.

Auch wenn Sie nichts spüren, können Sie sich z. B. nach innen fragen: „Was ist das Besondere an diesem Urlaub?" Während Sie neugierig nach innen, körperlich spürend, fragend, hörend, schauend verweilen, entsteht möglicherweise eine erste Antwort. Egal, ob als Wort, als Bild oder als Körperempfindung – denken Sie noch nicht darüber nach, sondern lassen Sie die Antwort sich noch etwas entfalten ... Jetzt könnten Sie das Wort, das Bild, das aufgetaucht ist, nochmals wie nach innen sprechen und von innen hören oder sehen ... Was geschieht dabei? Nehmen Sie alles – soweit erträglich – freundlich und neugierig entgegen. Bevor wir mit dem Experiment zu Ende kommen, fragen Sie nochmals nach innen: „Was ist jetzt für mich an diesem kleinen Experiment bemerkenswert?" Was ist mithilfe des Felt-Sense und der Achtsamkeit an Bedeutung zu Ihrem Urlaub dazugekommen, was Sie vorher so nicht gewusst haben?

Haltung der Veränderung

Für das innere Verweilen mit einem „Etwas" gibt es im Englischen die Formulierung „stay with it" („to stay" hat ein Beutungsspektrum von: bleiben, verweilen, wohnen, standhalten, stehen bleiben, stoppen, innehalten). Diese kurze Formulierung bringt eine Focusinghaltung auf den Punkt, für die wir in unserer Sprache mehrere umschreibende Sätze benötigen. Hier meint es: „Gehe oder falle nicht in die Gefühle oder in ein bestimmtes Erleben hinein"; es meint Freiraum halten: „Hier bin ich, und dort ist es!" Vor allem steckt in diesem Ausdruck: Bleibe körperlich dabei, was auch immer „es" ist (Gefühle, Bilder, Empfindungen, Stimme, Erkenntnis, ...) und lasse es wirken. Auch hat der Satz etwas Festes, Kraftvolles, Haltendes: „Stay with it!" – „Bleib dabei und lass es wirken!", „Halte Freiraum und warte auf das Neue, welches der Felt-Sense im Verweilen, im Dabei-Bleiben, im Gesellschaftleisten hervorbringen wird." Dieses Verweilen ist der Königsweg zu aller Veränderung.

Was verändert sich, wenn Sie focusingorientiert, mehr mit der inneren Achtsamkeit arbeiten?

- Die Prozesse der Klienten werden wesentlicher und tiefer.
- Klienten finden den Zugang zu einem „Ich" als Beobachtungsposition, von dem aus sie ihre Emotionen und Phänomene mehr und mehr annehmend wahrnehmen und beobachten.
- Klienten werden kompetent, mehr und mehr eine freundlich-annehmende Haltung, also eine innere therapeutische Beziehung zu sich selbst aufzunehmen.
- Die Rolle des Therapeuten ist in den Focusing-Phasen einer Therapiestunde die eines Prozessbegleiters: Sie selbst werden entspannter arbeiten, denn die Klienten arbeiten an ihren Themen. Sie halten Ihre eigene Präsenz und gehen bei dem mit, was beim Klienten auftaucht – was es auch immer sei.
- Die Haltung des Therapeuten ist die der Absichtslosigkeit, also ergebnisoffen. Diese Art und Weise des Da-Seins wirkt paradox und lässt genau die Veränderungsschritte entstehen, die innerhalb der Wachstumszone des Klienten liegen.
- Die „bifokale Wahrnehmung" des Therapeuten wird verfeinert. Sie werden immer mehr Ihr eigenes Erleben und das des Klienten wohlwollend beobachten können.
- Über die körperliche Resonanz des Therapeuten wird ein fließendes, einfühlendes Verstehen hin zum Klienten möglich und führt zu einem tieferen Verständnis dessen, wie andere Menschen ihre Welt kreieren. Das Mitgefühl des Therapeuten für sich selbst wie für den Klienten wird gefördert.

- Das Phänomen der Gegenübertragung wird für den Therapeuten über dessen Felt-Sense eine selbstverständliche Symbolisierung in der gemeinsamen Situation. Die Antworten aus dem körperlichen Empfinden heraus haben eine hohe Evidenz.[146]
- Ihr persönliches Burn-out-Risiko verringert sich enorm, weil Sie mehr und mehr auf Ihren eigenen Freiraum achten und für Ihr Wohlergehen auch während der Therapiestunde sorgen.

Am Ende einer Therapiesitzung lade ich den Klienten häufig ein, nochmals innezuhalten und die Stunde auf sich wirken zu lassen, einfach mit dem Ganzen dieser Stunde zu verweilen. Ich bitte ihn, die Achtsamkeit im Körper zu halten und sich zu fragen: War für mich etwas wichtig, etwas bedeutsam? Es geht nicht darum, dass der Klient mir das mitteilt, sondern darum, dass er es für sich nochmals würdigt, im Körper hält und wirken lässt.

Dies schlage ich Ihnen jetzt ebenfalls vor: Kurz innezuhalten, Ihre Aufmerksamkeit in den Brust- und Bauchraum zu geben ... etwas mit dem Ganzen der letzten Minuten zu verweilen ... und sich zu fragen, was für Sie in diesen Ausführungen dabei war – was vielleicht gar nicht von mir angesprochen, sondern in Ihnen angestoßen wurde oder einfach so entstand. Lassen Sie dazu Gedanken, Worte entstehen, oder ein Bild ... Das Ganze mit diesem Artikel ist so – wie? Bleiben sie noch einen Moment bei dem, was gerade entsteht ... Vielleicht entsteht ein „Klick"?

Zusammenfassung

Über die Darstellung der spannenden Entstehungsgeschichte von Focusing habe ich Ihnen diesen besonderen Weg zu Körperwissen und Intuition zugänglich gemacht. Eine spezielle körperliche Bezugnahme ermöglicht spielerisches und schöpferisches Erfahren des sich selbst vorwärtstragenden Veränderungsprozesses. Focusing und die Arbeit in Innerer Achtsamkeit wird mit neurobiologischen Konzepten reflektiert. Focusing verbindet systemische, analytische, meditative und spirituelle Ansätze zu einer beziehungs-und prozessorientierten Psychotherapie. Focusing steht in Philosophie und Praxis östlichen und westlichen spirituellen Wegen gleichermaßen nahe –

---

146 Goetzelmann & Ruettner, 2007

auch wenn es aus psychologischer Forschung und westlicher Philosophie erwachsen ist. Mein Beitrag soll Ihnen dienen, die Essenz spiritueller Wege der Befreiung in Ihre psychotherapeutische Arbeit zu integrieren. Konzepte und Achtsamkeitsexperimente verbinden westliche Psychotherapie und meditative Veränderungswege. Eine Fallvignette veranschaulicht den Focusingansatz. Die Atmosphäre von Focusing eröffnet einen entspannten, erholsamen körperlichspürigen und zugleich wesentlichen Raum. Abschießend habe ich ausgeführt, mit welchen Veränderungen Sie rechnen können, wenn Sie vermehrt focusingorientiert arbeiten.

7 Achtsamkeit in der Behandlung von persönlichkeitsgestörten und traumatisierten Patienten

Luise Reddemann

Einleitung

Achtsamkeit im Buddhismus bedeutet zu erkennen, was heilsam ist, Sati. Es gibt jedoch eine Form der Achtsamkeit, bei der es ausschließlich ums Wahrnehmen geht, Manasikara.[147] Die beiden Formen zu unterscheiden ist von Interesse. Manasikara bedeutet ethisch neutrale Aufmerksamkeit. Das heißt reines Bemerken z. B. von Sinneswahrnehmungen – Klang, Duft, Geschmack, Berührung, Form und Farbe, vor der Benennung: Husten, Gestank, bitter, weich, Baum ... ein natürliches Element der Wahrnehmung also, das wir bemerken lernen können, das aber ethisch neutral ist. Manasikara sei nicht die Grundübung des Vipassana, sagt Sylvia Wetzel. Vipassana bedeutet wörtlich Klarblick, tiefe Einsicht und was uns verändere, sei Einsicht, Klarblick, tiefes Erkennen genannt.[148]

Manasikara-Übungen können beruhigend wirken, verändern aber nicht immer tiefgreifend, in jedem Fall können sie ein erster Einstieg sein. Bei Traumatisierten ist zu beachten, dass eine heilsame Wirkung nicht immer eintritt, sondern wir müssen auch mit dem Gegenteil rechnen: nämlich, dass jede Art von Übung beunruhigt. Die im Folgenden vorgestellten Übungen beruhen zunächst alle auf Wahrnehmung, können aber im weiteren Verlauf der Therapie vertieft werden im Sinne einer „tieferen Einsicht".

Wie in der Begleitung von Gebärenden, über die Clarissa Schwarz schreibt, geht es um die Notwendigkeit, den Dingen die Zeit zu lassen, die sie brauchen, und dass nicht geschieht, was einem Schmet-

---

147 s. Wetzel in diesem Band
148 Wetzel, 2010

terling widerfährt, der nicht fliegen kann, wenn man bei der Entpuppung „helfend" zu beschleunigen versucht.

Misstrauen und Aufrichtigkeit

In diesem Kapitel soll es um Erfahrungen bei der Anwendung achtsamkeitsbasierter Arbeit in der Behandlung von traumatisierten und persönlichkeitsgestörten Patientinnen und Patienten gehen. Dazu möchte ich einen Satz von Nelly Sachs voranstellen, der eine besondere Art von Achtsamkeit verdeutlichen soll:

> *„O daß nicht Einer Tod meine,*
> *wenn er Leben sagt –*
> *und nicht Einer Blut,*
> *wenn er Wiege spricht."*

So mahnt uns die Dichterin in ihrem Gedicht „Völker der Erde"[149]. In jüngster Zeit haben wir im Zusammenhang mit den sog. Missbrauchsfällen erneut erfahren, wie sehr Lügen und (Ver-)Schweigen im Zusammenhang mit Traumatisierungen eine Rolle spielen. Dies trägt vor allem bei kindlichen und jugendlichen Opfern zu einer tiefen Verunsicherung bei, mehr noch zu Misstrauen und zu einer ständigen Habacht-Haltung, die das Gegenteil von Achtsamkeit ist. Erwachsene, die Opfer von Gewalt und sexualisierter Gewalt waren, behalten häufig dieses Misstrauen bei, aber gleichzeitig verstecken sie sich und ihre Geschichten auch aus Angst, erneut verletzt zu werden. Das bedeutet, dass sie vieles auf sich nehmen, das ihnen missfällt oder nicht wohl tut, aber sie fügen sich unseren Vorschlägen, die für sie Schläge sein können, ohne dass sie uns das allzu bald wissen lassen.

Wir sollten den Hintergrund dieser Patienten genau verstehen, d. h. dass sie aufgrund von Verrat und Lügen durch Nahestehende misstrauisch geworden sind, in hohem Maße ängstlich, dass sie sehr gut ums Überleben kämpfen können und diesen Überlebenskampf fortführen, selbst dann, wenn er gar nicht mehr notwendig ist. Was sie häufig genug nicht lernen konnten, ist Freude an Neuem, Offen-

---

149 Das Gedicht erschien erstmals 1950 in der Zeitschrift *Sinn und Form*.

heit für Unerwartetes, Mut, sich auf möglicherweise Schmerzliches einzulassen, denn ihr Leid erscheint ihnen zu groß, als dass neuer Schmerz ertragen werden könnte. Daher sollte es in der Behandlung von traumatisierten und persönlichkeitsgestörten Patienten ein Anliegen sein, eine Form der Achtsamkeit anzuleiten, die Aufrichtigkeit und genaues Hinsehen ermöglicht. Dazu gehört die meditierende Therapeutin, die weiß, wie schwierig es ist, auch nur für kurze Zeit achtsam zu sein, und wie herausfordernd, auch nur für einen Moment „radikale" Akzeptanz zu praktizieren, und die das auch vermittelt.

Einschränkungen

Klaus Renn schreibt in Kapitel 6, dass erfolgreiche Klienten eine fühlende und empathische Beziehung zu ihrem Erleben herstellen können. Sie treten mit ihren inneren Vorgängen unmittelbar in Kontakt.

„Als ,Ich' können sie ihrem Erleben gegenübertreten und Intensität, Nähe und Distanz zu ihrem Problem regulieren: ,Ich spüre mich ...', ,Ich nehme bei mir wahr ...'. Erfolgreiche Klienten haben ein ,Ich mit mir', eine annehmende, interessierte Beziehung zu sich selbst. Sie können einen Abstand zu ihrem Problem finden, einen inneren Freiraum schaffen, von dem aus sie eine realistische Chance haben, das Problem erfolgreich zu bearbeiten. Sie geraten also weder in die Gefahr, kopfüber in ihr Problem hineinzustürzen, noch gehen sie erlebnismäßig so weit auf Distanz, dass nur noch ein analysierend-reflektierendes Sprechen darüber möglich ist."[150]

Aber genau dies alles ist Menschen mit Traumafolgestörungen meist nicht oder nur sehr eingeschränkt möglich, jedoch können sie ausgehend von dem, was bereits vorhanden ist, lernen, dorthin zu kommen, wo andere, die mehr Glück im Leben hatten, bereits sind. Daher ist es notwenig, dass wir achtsam und mitfühlend mit unseren Einschätzungen sind, wenn wir traumatisierte Menschen zu einer Praxis in Achtsamkeit einladen möchten.

---

150 s. Renn in diesem Band

Eigene Praxis der Behandelnden

Eine wesentliche Voraussetzung ist vor allem, dass die Behandelnden selbst eine Praxis in Achtsamkeit pflegen und diese nicht nur als Technik verwenden. Und es ist wichtig, dass das, was einem selber gut tut, nicht unbedingt der Patientin gefallen muss oder gar für sie hilfreich ist. Im Sinne von möglichst schnellem Helfenwollen bieten wir manchmal Patienten Dinge an, die diese keineswegs in Begeisterung versetzen.

Als ich 1993 Jon Kabat-Zinns Arbeit in Amerika kennengelernt hatte, war ich davon begeistert. Ich wollte sie nach meiner Rückkehr aus den USA gleich in unserer Klinik ausprobieren und war sehr erstaunt und enttäuscht, dass unsere Patientinnen und Patienten nicht mitmachten. Was war da geschehen? Zum einen war die Übung viel zu lang. Die Patienten konnten die lange Übezeit von 45 Minuten nicht aushalten. Zum anderen machte ihnen die Fokussierung auf den Körper Angst, und viele von ihnen dissoziierten und erklärten mir später, dass sie diese Übung nicht durchführen könnten.

Wenn etwas nicht funktioniert, hat man zwei Möglichkeiten: Man gibt auf oder man überlegt, wie man das modifizieren kann, sodass das Wesentliche erhalten bleibt. Ich will doch den Bedürfnissen meiner Patientinnen und Patienten entsprechen. Ich entschied mich für den zweiten Weg. Dabei waren die Rückmeldungen unserer Patienten von unschätzbarer Hilfe, für die ich mich an dieser Stelle bedanken möchte.

Paul Fulton, klinischer Psychologe, weist auf die Vorteile einer Achtsamkeitspraxis von Psychotherapeuten hin. Er schreibt: „Es ist zwar am wenigsten ersichtlich, aber der meditierende Therapeut kann sehr richtungweisend sein, um Achtsamkeit in die Therapie zu integrieren. In der Tat kann Achtsamkeitspraxis eine unerschlossene Ressource für das Training von Therapeuten sein, gleich welcher theoretischen Überzeugung, denn sie bietet ihnen ein Mittel, solche Faktoren zu beeinflussen, die den Behandlungserfolg am deutlichsten ausmachen."[151] Er nennt einige Faktoren, die sich als Gewinn erweisen: „Der Therapeut, der achtsamkeitsorientiert arbeitet, kann ‚Präsenz' unabhängig von Inhalten des gegenwärtigen Augenblicks üben. Alle Ereignisse, Langeweile und Ängstlichkeit inklusive, sind Einladungen, zur Aufmerksamkeit zurückzukehren. Mit der Zeit wird die

---

151 Fulton, 2009, S. 85

Fähigkeit gestärkt, aufmerksam zu werden."[152] Aufmerksamkeit „von ganzem Herzen" sei überraschend unüblich, meint Fulton und erwähnt, dass Achtsamkeitspraxis Therapeuten helfe, Akzeptanz zu üben, sowie Empathie und Mitgefühl, und dass diese Praxis helfe, Gleichmut zu entwickeln und die Grenzen der Hilfsbereitschaft besser zu erkennen und zu akzeptieren. Die Achtsamkeitspraxis vergrößere den Zugang des Therapeuten zu alternativen Erklärungs- und Wachstumswegen, indem Einsicht darin gewonnen werde, wie wir unsere Welt konstruieren. So „entdecken wir die Freiheit, die erfahrbar ist, wenn wir den Griff auf diese Konstruktionen lösen"[153]. Zu diesen alternativen Wegen sollte auch die immer wieder neu zu entwickelnde Bereitschaft gehören, nicht unbedingt von eigenen Erfahrungen auf die der Patientinnen und Patienten zu schließen und nicht zu erwarten, dass etwas, das hundert Mal geholfen hat, im hundertundersten Fall auch hilfreich sein wird, oder anders ausgedrückt, zu wissen, dass Konzepte Konzepte sind.

Mitfühlende Haltung

Gegenüber persönlichkeitsgestörten und traumatisierten Patientinnen und Patienten erscheint mir vor allem das Anwachsen einer mitfühlenden Haltung wichtig, denn es gelingt nicht immer leicht, sie zu mögen. Gerald Hüther hält als Hirnforscher dieses Mögen für die grundlegende Voraussetzung für eine gelingende Arbeit.[154] Wenn wir achtsam auf uns selbst hören, kann erkennbar werden, dass hinter dem Zurückweichen vor diesen Patienten häufig eine berechtigte Angst steckt, von ihrem Leiden erfasst zu werden, oder auch eine Angst vor den Abgründen menschlichen Seins.

Achtsamkeit bedeutet aufmerksam, rücksichtsvoll, umsichtig und respektvoll zu sein. Sati ist ein heilsamer Geistesfaktor der Achtsamkeitspraxis, der die Unterscheidung zwischen heilsam und unheilsam fördert. Diese Haltung ist ethisch nicht neutral.[155]

Das heißt, dass wir mit der Anregung zu einer Praxis der Achtsamkeit auch die Bereitschaft haben sollten, dass wir Heilsames för-

---

152 Fulton, 2009, S. 91
153 ebenda, S. 102
154 Hüther, 2009 (persönliche Mitteilung)
155 Wetzel, 2010

dern und ein Bewusstsein dafür entwickeln wollen, was unheilsam ist. Für mein Verständnis sind Interventionen unheilsam, die mehr Schmerz oder mehr Schmerz als nötig verursachen. Alle Menschen fühlen sich verletzt, wenn sie sich in ihrer Würde missachtet sehen, für traumatisierte Menschen sind Würdeverletzungen umso gravierender. Zur Würde gehört unabdingbar der Respekt vor der Autonomie eines anderen, der Respekt vor dessen Intimität, der Respekt vor seinem Anderssein. Dies sollte für jede Art von Intervention in der Psychotherapie gelten, also auch bei dem Bestreben, Achtsamkeit anzuwenden.

Unterscheidungen im Hinblick auf klinische Praxis sind wichtig, denn wir sollten Klarheit darüber erlangen, welche Ziele wir zu einem gegebenen Zeitpunkt in der Behandlung erreichen möchten und welche erreichbar sind.

So kann Beruhigung ein wichtiges erstes Ziel sein, ich möchte es eher „beruhigende Selbstwirksamkeit" nennen. Dazu gehört ein Erkennen der äußeren Dinge, wie sie sind, also ein Bewusstsein für die Gegenwart im Außen, wie sie ist. Das ist eine besonders hilfreiche Intervention für Patientinnen und Patienten mit Flashbacks und anderen dissoziativen Symptomen. Schlägt man aber einem Patienten, der sich noch nicht selbst beruhigen kann, weil er die äußere Wirklichkeit mit seinen Filmen im Kopf verwechselt, Klarblick im Sinn tieferer Einsicht vor, wird man nicht allzu weit kommen.

Offenheit und bescheidene Schritte

Was ich vorschlage, ist das Ergebnis jahrelangen Suchens und Immer-wieder-Ausprobierens. Ich möchte betonen, dass es für die Anwendung achtsamkeitsbasierter Interventionen nicht *den* einen Weg gibt. Im Allgemeinen wissen Patientinnen und Patienten gut, was ihnen bekommt und was nicht. Man muss das aber dann ernstnehmen und sich davon verabschieden, besser als die Patientin zu wissen, was für sie gut ist. Hubble und Miller,[156] zwei amerikanische Psychotherapieforscher, zitieren ein englisches Sprichwort: „Ob der Pudding schmeckt, entscheidet sich beim Essen", und sie meinen, wenn unser Pudding Patienten nicht schmecke, sollten wir das Rezept wechseln,

---

156 Hubble & Miller, 2004

ggf auch den Koch oder die Küche. Meistens genüge der Wechsel des „Rezepts". Es ist also eine Frage unserer Achtsamkeit und Offenheit sowie des Respekts vor dem, was Patienten bekommen, wenn wir immer wieder fragen: „Ist das heilsam, was wir hier gerade zusammen tun?". Und wir sollten natürlich auch die Patienten an diesem metakommunikativen Prozess beteiligen. Wir sollten dann allerdings die Frage „Hat es Ihnen geschmeckt?", sprich: „War das hilfreich für Sie?" nicht mit jener Routine und Gleichgültigkeit stellen, wie sie uns meist in Restaurants gestellt wird, wo man einerseits frustriert und andererseits froh bei dem Gedanken, dass man bald draußen ist, mürrisch antwortet, ja, es habe geschmeckt, da man nicht erwartet, dass sich etwas ändern könne. Unsere Patientinnen und Patienten spüren, ob wir die Wahrheit vertragen können, und sie haben ein Mittel des Ausweichens, das sich schon tausendfach für sie bewährt hat: Sie gehen innerlich weg, d. h. sie dissoziieren. Damit ist ihnen nur leider nicht geholfen.

Ich möchte drei Hypothesen aufstellen:

1. Achtsamkeitspraxis mit schwergestörten PatientInnen verlangt Bescheidenheit und die Formulierung kleiner Schritte.
2. Das, was unter Achtsamkeitspraxis im Allgemeinen verstanden wird, ist eher eine Herausforderung und Aufforderung an die TherapeutInnen, achtsam zu sein und selbst zu üben und weniger eine Achtsamkeitspraxis im engeren Sinn für die PatientInnen
3. Modifikationen zu therapeutischen Zwecken sind sinnvoll, wenn sie nicht die Grundbedingungen von Achtsamkeitspraxis verletzen.

Womit beginnen?

Beruhigung i. S. auch von Selbstberuhigung sollte ein ehren- und erstrebenswertes Ziel darstellen. Denn würde man zu früh traditionelle Vipassanaübungen machen, hätte man Dissoziationsrisiken en gros.

Was sich in unserer Arbeit bewährt hat, ist, dass wir dem folgen, was uns die Patientinnen mit ihren Symptomen vormachen: Traumatisierte Patientinnen zerlegen ihre guten und schlechten Erfahrungen, das nennt man je nach Blickwinkel Spaltung, Fragmentierung oder Dissoziation. Wir schlagen daher vor, in verschiedene Anteile und in kleine Schritte zu zerlegen, das nenne ich als bewussten Vorgang „Separation verschiedener Elemente des Erlebens". Damit wird auch Ängstigendes und Schmerzliches nach und nach verkraft- und handhabbar.

Der erste mögliche Schritt könnte sein, den Kontakt des Körpers mit dem Boden – ggf mit dem Stuhl – zu spüren.

Diese kleine Übung hat für viele Patientinnen und Patienten eine beruhigende Wirkung, weil sie ihnen hilft, sich stabil zu fühlen, das Hier und Jetzt wahrzunehmen und, dass sie sich nicht anstrengen müssen für diesen Kontakt. Er findet einfach statt. Man kann über die Erfahrung dieser Übung sprechen und darüber, dass die Patientin für einen Moment konzentriert sein konnte. Sie kann diese Wahrnehmungsübung in ihren Alltag mitnehmen und sie oft wiederholen, um gegenwärtiger zu sein. Darüber hinaus lade ich Patienten dazu ein, sich darin zu üben, zu bemerken, wann sie ganz von selbst präsent und achtsam sind. Denn das kommt vor, wird aber häufig nicht bemerkt. Diese Intervention erscheint mir wichtig in dem Sinn, dass es sich lohnt, die Aufmerksamkeit auf etwas Gelingendes zu richten, statt auf das Misslingende.

Im Rahmen des Prozessgeschehens könnte z. B. deutlich werden, dass die Patientin nicht mehr ganz in Kontakt mit mir ist. Dann kann ich sie fragen, ob sie sich noch sicher im Hier und Jetzt fühlt, und ob sie für einen Moment den Kontakt zum Boden und zum Stuhl bewusst wahrnehmen möchte. Ich habe die Praxis der Trennung von Gespräch und Übung weitgehend aufgegeben und folge lieber dem Prozess, allerdings auf dem Hintergrund von Auftragsklärung und Zieldefinition, da freies Assoziieren bei traumatisierten Patienten selten indiziert ist.

Die Übung, sich des Kontakts mit dem Boden bewusst zu werden, die von vielen gerne und oft wiederholt wird, sogar ohne die viel gepriesene Disziplin, ist ein Teil eines Teils der großen Achtsamkeitsübung, damit wird also auch diese größere, womöglich anspruchsvollere Übung vorbereitet.

Heilsame Erfahrungen

Als nächstes kann man sich wieder dem Körper zuwenden, aber wieder mit einem speziellen Fokus. Wenn es darum geht, Heilsames zu erfahren, und wenn wir davon ausgehen, dass ein traumatisierter Patient mit einer Persönlichkeitsstörung Tag und Nacht mit Unheilsamem beschäftigt sein kann, bewusst und unbewusst, dann erscheint es sinnvoll, wieder diesem Prinzip der Separation zu folgen, so lange, bis mehr heilsame Vorstellungen ins Bewusstsein Eingang gefunden haben:

Ich schlage vor, das Wahrnehmen des Körpers damit zu beginnen, dass man sich bewusst macht, welche freudvollen Erfahrungen man ihm verdankt. Ich lade die Leserinnen und Leser ein, das jetzt kurz zu erfahren, indem Sie sich bewusst machen, welche angenehmen Erfahrungen sie Ihren Augen oder Ohren verdanken ...

Mit dieser Übung beginnt ein achtsameres Wahrnehmen des eigenen Körpers über ein fokussierendes Herangehen auf heilsame Erfahrungen. Vielleicht wird hier zum ersten Mal bewusst erlebt, dass dieser abgelehnte Körper zu guten Erfahrungen beiträgt. Damit öffnet sich ein Tor zu mehr Interesse an diesem Körper, und danach könnte die nächste Übung sein, den Körper achtsam zu berühren, wie Peter Levine das vorschlägt:

Die rechte Hand berührt die linke Hand und man denkt oder spricht, das ist meine linke Hand, und dann berührt man den linken Unterarm: das ist mein Unterarm, den Oberarm, das ist mein linker Oberarm, usw. Diese einfach erscheinende Übung trägt zur Verankerung des Körperbildes bei.[157]

Ähnliches macht man mit kleinen Kindern: „Das ist der Daumen ..." und hilft ihnen spielerisch, das Körperbild zu verankern.

In einer nächsten Sitzung ist es dann vielleicht endlich möglich wahrzunehmen, dass der Körper atmet; ohne jegliche Mühe und Anstrengung unsererseits atmet er. Dazu genügt es vorerst, die Atembewegungen des Körpers wahrzunehmen. Man könnte darüber nachdenken, wie verlässlich dieser Körper ist, dass er fast alles ohne unser bewusstes Zutun tut, aber das könnte auch schon wieder Angst auslösen, weil dann ja so wenig Kontrolle besteht. Ein Gespräch über notwendige und nicht notwendige Kontrolle könnte daraus resultieren.

Man kann der Patientin auch anbieten, die Atemzüge zu zählen, was eine zusätzliche Konzentrationshilfe sein kann, oder der Empfehlung von Thich Nhat Hanh zu folgen, ja, danke beim Ein- bzw. Ausatmen zu denken. Allerdings ist es nicht ratsam, diese Worte zu empfehlen, wenn jemand Schwierigkeiten damit hat, ja zum Leben zu sagen und danke zum Leben. Es kann sein, dass dies einem viel, viel späteren Zeitpunkt vorbehalten werden sollte. Achtsamkeit als ein Bemerken dessen, was andauernd ohne unser Zutun geschieht, kann hier wiederum ein – heilsames – Teilziel sein.

---

157 Levine, 2009

Ein weiterer Gewinn des Wahrnehmens des Atems ist das Erkennen, dass alles sich ständig verändert. In einem nächsten Schritt kann verabredet werden, auf welche Arten des Veränderns die Patientin achten könnte: Tag und Nacht, die Jahreszeiten, Ermüdung und Aktivität, Phasen von Krankheit und Gesundheit, von Freude und Schmerz usw. Diesmal also eine Aufgabe der Selbstbeobachtung außerhalb der Therapie mit der Zusicherung eines Gesprächs über die gemachten Beobachtungen. Es entwickelt sich Achtsamkeit für Veränderungen[158] und Patienten bemerken, dass sie flexibel sein können.

Wieder ein nächster Schritt mit einem Teilziel kann das achtsame Wahrnehmen von freudigen Momenten von Augenblick zu Augenblick sein.

Ich bitte die Leserinnen und Leser, sich zu fragen, ob es heute schon einen Moment der Freude gab. Laden Sie diesen noch einmal in ihr Bewusstsein ein ...

Von Sylvia Wetzel habe ich den Begriff „Sternstunden" übernommen, oft sind es eher „Sternsekunden". Dadurch entwickelt sich Achtsamkeit für heilsame Augenblicke des Wohlbefindens. So kann man bewusst von sich selbst und jedem Augenblick lernen, und dies kann wiederum zum Gegenstand weiterer Arbeit am Thema „Lernen von sich selbst" werden. Wer versteht, dass er oder sie von sich selbst eine Menge lernen kann, gewinnt an Selbstvertrauen, und daran mangelt es traumatisierten Menschen meist.

So beginnt sich Achtsamkeit für Freudefähigkeit und Selbstvertrauen zu entwickeln.

Eine Frage könnte sein, ob wir womöglich mit solchen eingeschränkten Übungen Unachtsamkeit und Verblendung unterstützen. Meiner Erfahrung mit traumatisierten Patientinnen und Patienten entspricht das nicht. Denn gerade dadurch, dass sie sich oft erstmals bewusst werden, dass es neben ihrem Leid doch auch Freude gibt, werden sie offener, sich auf sich selbst als „ganze Menschen" einzulassen.

Achtsamkeit für alles, was gerade ist, muss man sich „leisten können". Germer, der Achtsamkeit seit 1978 in seine klinische Arbeit integriert, führt über traumatisierte Patienten und Achtsamkeitsmeditation aus: „Die Verschreibung von Achtsamkeitsübungen sollte von einer klinischen Einschätzung geleitet sein. Ein angemessener Zeitpunkt und *Sicherheit* sind wichtig. Ist unsere Aufmerksamkeit von traumatischen Erinnerungen überwältigt und destabilisiert, ver-

---

158 Reddemann, 2004

liert die achtsame Konfrontation ihre Nützlichkeit."[159] In ähnlicher Weise betont auch Engler[160] dass es eines stabilen Ichs für meditative Übung bedarf. Ich orientiere mich stets an der Frage der Heilsamkeit. Diese kann allerdings nur von der Patientin beantwortet werden und nicht durch Konzepte. Durch die Übung des Freude- oder Dankbarkeitstagebuchs lernt man

1. angenehme Erfahrungen überhaupt erst wahrzunehmen und
2. womöglich darauf mit Dankbarkeit, Freude, Freundlichkeit und Teilen-Wollen zu antworten.

Vorrang des Leidens? Inneres Pendeln, Ich-Stärkung

Ich möchte zur Diskussion stellen, dass die strenge Übernahme einiger Ideen aus dem Vipassana von westlichen Menschen eher dazu benutzt wird, wieder dem Leiden einen Vorrang einzuräumen. Westliche Menschen nehmen oft nur den Satz „Leiden gibt es" wahr und nicht, was noch dazu gehört: wie Leiden überwunden werden kann und dass Glück der Weg ist. Allerdings gibt es ja auch verschiedene buddhistische Schulen mit unterschiedlichen Ansichten gerade zu diesem Thema. Auch Buddhismus ist zudem kontextbezogen und spielt sich nicht im luftleeren Raum ab.

Ich finde für die Arbeit mit Traumatisierten den sogenannten tantrischen Weg aus dem tibetischen Buddhismus besonders anregend (der übrigens nichts mit Sexualität zu tun hat). Hier geht es speziell um die Konzentration auf Freudiges, Glückbringendes. Wer sich damit genauer befassen will, dem sei das Buch von Lama Yeshe „Wege zur Glückseligkeit"[161] empfohlen.

Wenn ein traumatisierter Mensch überflutet ist von Panik und Angst und nichts darüber weiß, dass er trotz allem fähig zur Freude und Dankbarkeit ist, ist ihm Klarblick verwehrt. Wir müssen also, wenn wir Achtsamkeit zu therapeutischen Zwecken nutzen wollen, unser Augenmerk besonders auf Ich-Stärke und Ich-Stärkung richten, und wir sollten bedenken, was die Traumaforschung lehrt, dass nämlich jede psychotherapeutische Intervention traumaadaptiert

---

159 Germer, 2009, S. 183f
160 Engler, 2003
161 Lama Yeshe, 1998

sein und unseren Patientinnen und Patienten nicht zusätzlichen Stress bereiten sollte.

Peter Levine[162] hat als erster die herausragende Notwendigkeit unterstrichen, dass wir zu einem inneren Pendeln fähig sind, das bedeutet, dass wir aus eigener Kraft einen schmerzhaften Zustand verlassen und in einen heilsamen überwechseln können. Bei Patienten mit Persönlichkeitsstörungen und mit schweren unüberwundenen Traumatisierungen ist diese Kraft des Pendelns erloschen oder war nie ausreichend entwickelt. Die traditionellen Anleitungen zur Achtsamkeitsübung scheinen aber Menschen vorauszusetzen, die zu diesen Pendelbewegungen wenigstens annähernd fähig sind.

Ein relativ gesunder Mensch kann nach einer schmerzlichen Erfahrung aus sich heraus früher oder später sagen: Das war schlimm, aber es gibt auch Schönes in meinem Leben.

Diese Möglichkeit müssen sich Menschen mit Traumafolgestörungen häufig erst erarbeiten, und solange sie darüber nicht verfügen, sind sie für traditionelle Vipassana Übungen nicht geeignet.

Der innere Beobachter

Wie können erste Schritte getan werden, um unangenehme Gefühle und Grundstimmungen wahrzunehmen und annehmen zu lernen?

Hier hat sich die Fokussierung auf den „inneren Zeugen" oder „Beobachter" bewährt. Roediger[163] weist darauf hin, dass hier eine Aktivierung des präfrontalen Cortex geschieht. Psychologisch ausgedrückt kann man diese Fähigkeit zu beobachten, diesen sogenannten inneren Beobachter, als einen ego state, einen Ich-Zustand, betrachten, man kann auch mit dem Freiraumprinzip aus dem Focusing arbeiten. Auch das mittlerweile viel erprobte Mentalisierungskonzept von Fonagy beruht auf der Technik des inneren Beobachters.

Es geht immer um Desidentifizierung. Besonders eindrucksvoll beschreibt Ken Wilber in seinem Buch „Mut und Gnade"[164] die unterstützende Wirkung der Verwendung des inneren Zeugen im Kontext tiefer Verzweiflung.

---

162 Levine, 1998
163 s. Roediger in diesem Band
164 Wilber, 2009

Wolf Singer weist in einem Gespräch mit dem buddhistischen Mönch Matthieu Ricard darauf hin, dass intentionale Kontrollsysteme des Gehirns dazu benutzt werden können, interne Repräsentationen zu aktivieren, die Aufmerksamkeit auf sie zu lenken und dann mit ihnen zu arbeiten, ganz so, als handele es sich um Informationen von außen.[165] Vielleicht nehme durch das Fokussieren der Aufmerksamkeit auf diese inneren Vorgänge die Unterscheidbarkeit und Wahrnehmbarkeit dieser Vorgänge in eben derselben Weise zu, wie das der Fall ist, wenn Aufmerksamkeit auf Ereignisse in der Außenwelt gerichtet wird.

Lädt man Patienten ein, sich diesen inneren Beobachter bewusstzumachen, sagen sie häufig: „Den kenne ich gut, ich beobachte doch die ganze Zeit" bzw. „Ich stehe doch die ganze Zeit neben mir". Klinisch wird das als Depersonalisation bezeichnet. Bereits vor Jahrzehnten hat Milton Erickson das Prinzip der „Utilisation" vorgeschlagen, damit meinte er, symptomatisches Verhalten als Ressource zu nutzen. Wir sagen unseren Patienten, dass es darum geht, das, was sie schon immer taten, bewusst zu tun, und dass das einen Unterschied macht. Bewusstes Sich-von-ferne-Betrachten ist eine hohe Kunst, die hilft, sich nicht mehr mit allem, was da im eigenen Inneren geschieht, zu identifizieren, also sich zu desidentifizieren. Desidentifikation ist Teil jeder Achtsamkeitsübung, wir nehmen wiederum diesen Teil ganz bewusst heraus und bitten die Patientin für einen Moment, ihre belastenden Gefühle aus der Distanz zu betrachten. Damit gewinnt sie nach und nach Vertrauen, dass sie derartige Gefühle ertragen kann. Und wenn sie zuvor schon erfahren hat, dass sie auch zu liebevollen, heilsamen Gefühlen fähig ist, kann sie jetzt beginnen bewusst zu pendeln. Jetzt kann sie auch dessen gewahr werden, dass sie mehr ist als ein unangenehmes oder gar überwältigendes Gefühl.

Diese Übung empfehle ich auch allen, die mit Extrembelastungen in der Therapie zu tun haben, wenn sie sich allzu stark mit den Patienten zu identifizieren beginnen.

---

165 Singer & Ricard, 2009, S. 61

Ziele

Der Buddha sagte über Reines Wahrnehmen:
Übe dich, dass beim Sehen reines Sehen ist,
beim Hören lediglich Hören,
beim Wahrnehmen durch die anderen Sinne
reines Wahrnehmen
und beim Erkennen reines nicht unter-
scheidendes Erkennen.
Dann wirst du von den Dingen nicht bewegt
und bist weder dieses noch jenes,
gehörst weder der diesseitigen noch der
jenseitigen Welt an,
noch irgendeiner anderen Erscheinungs-
form. Das ist das Ende des Leidens.[166]

Für mich ist das ein sehr erstrebenswertes Ziel, zumal ein übender Mensch Ziele braucht; doch ist dieses Ziel hoch und nicht für eine Therapie geeignet, sondern für eine lebenslange Selbsterfahrung. Die gezielte Arbeit mit dem inneren Beobachter kann ein Schritt in diese Richtung sein, selbst wenn sie nicht ganz im Sinn der buddhistischen Tradition ist.

Übungen zu Mitgefühl

In der tibetischen Tradition gibt es ein wichtiges Anliegen, Bodhicitta, Erwachen zum Wohle aller, auch zum eigenen Wohl, wohlgemerkt! Zur Achtsamkeitspraxis gehört untrennbar eine Praxis des Mitgefühls, und hier sehe ich eine weitere wichtige Domäne in der psychotherapeutischen Arbeit mit traumatisierten Patientinnen und Patienten – und natürlich nicht nur mit ihnen. Marilyn Cloitre, eine bekannte amerikanische Therapeutin und Forscherin auf dem Gebiet der Behandlung von komplex traumatisierten PatientInnen, empfiehlt besonders für die Integrationsphase, d. h. die dritte Phase der

---

166 s. Wetzel in diesem Band

Traumatherapie, ein nach kognitiv-verhaltenstherapeutischen Regeln entwickeltes Mitgefühlstraining.[167]

Übungen für mehr Mitgefühl mit sich selbst und anderen gibt es viele, zwei davon erscheinen mir besonders hilfreich für Menschen, die viel Schweres durchgemacht haben. In der ersten Übung begegnet man sich selbst in verschiedenen Schwellensituationen und sagt sich alles, was einem damals geholfen hätte, die Schwelle leichter zu überwinden.[168] In der zweiten geht es darum, sich vorzustellen, im eigenen Herzen brenne ein wärmendes Licht und dieses erfülle nach und nach den ganzen Körper mit Wärme und Licht (diese Übung geht auf Ayya Khema zurück). Die Übungen werden später ausgedehnt auf nahe und danach auf ferne Menschen und schließlich auf alle Wesen.

Auch die Arbeit mit verletzten Anteilen, wie ich sie für die Psychotherapie traumatisierter Menschen empfehle, beruht auf den Prinzipien einer Mitgefühlspraxis.[169]

Wie kann man (all)tägliche Praxis fördern?

Die Notwendigkeit, *regelmäßig* Achtsamkeit zu üben, wird immer wieder hervorgehoben. Leider sagen einem viele Patienten, sie hätten dafür keine Zeit. Auch hier kann es sich lohnen, mit einem Teilziel zu arbeiten: Tue Dinge, die Du ohnehin tust, achtsam, mache daraus eine Praxis. So etwa das morgendliche Duschen, den Tisch decken, Fenster putzen, etc. Was auch immer man tut, kann man mit Achtsamkeit tun. Thich Nhat Hanh stellt dazu in seiner poetischen Weise viele Übungen in seinem Buch „Das Wunder der Achtsamkeit"[170] vor. Und er gibt dazu Anleitungen, wie man aus dem reinen Wahrnehmen auch noch eine Übung in Heilsamem macht, z. B. beim Essen dankbar zu sein.

Dazu passt die berühmte Rosinenübung von Kabat-Zinn:[171] Man verzehrt nach und nach drei Rosinen ganz achtsam. (Auch diese Übung hat für durch sexualisierte Gewalt traumatisierte Patientinnen

---

167 Cloitre, 2010
168 Borysenko, 1993
169 Reddemann, 2001, 2011
170 Thich Nhat Hanh, 2009
171 Kabat-Zinn, 1994

Tücken, sodass nicht alle Rosinen nehmen möchten.) Es geht natürlich auch mit Apfel- oder Mandarinenstückchen. Achtsames Essen kann auch noch für eine weitere Erfahrung genutzt werden: die von Verbundenheit. Man kann darüber meditieren, wie viele Lebewesen daran beteiligt waren, dass das, was ich gerade esse, zu mir gelangt ist.

Ich lade Sie ein, einen Moment lang ein Getränk, das Sie heute zu sich genommen haben, unter dem Aspekt zu betrachten, welchen Lebewesen Sie dieses verdanken. Einige Anregungen: denjenigen, die die Kaffeepflanze gepflanzt und gepflegt haben, das sind Menschen, aber auch Sonne und Regen, Kleinlebewesen, die Erde, später kommen andere Menschen, die ernten, verpacken, verschiffen, rösten, versenden, verkaufen dazu ...

Aus dieser Übung kann sich ein Bewusstsein entwickeln, dass man nicht allein ist. Diese Übung halte ich für besonders alltagtauglich, weil man sich in jedem Moment bewusster machen kann, mit wie vielen Lebewesen man verbunden ist, wenn man dies oder jenes nutzt. Auch achtsames Gehen, z. B. von der Bushaltestelle zur Tagesklinik oder zur Praxis, kann in den Alltag integriert werden. Man kann auch die Tür des Autos achtsam öffnen, das Auto achtsam starten und achtsam fahren.

Sicherheit

Auch diese Art von Praxis ist noch kein Vipassana, aber es ist eine Vorbereitung in kleinen Schritten auf Vipassana. Eine Kombination von selbstberuhigenden Elementen mit Elementen der Klarsicht, die bei fortschreitender Stabilität erlauben, auf eine mehr traditionelle Achtsamkeitspraxis oder auf Focusing überzugehen, wenn dies nicht von Anfang an möglich ist. Peter Levine sagte anlässlich eines gemeinsamen Seminars, dass er meine Art des Arbeitens für noch etwas sicherer halte als seine Arbeit mit Focusing, sodass die körperzentrierte Arbeit bei traumatisierten Menschen möglicherweise erst an zweiter Stelle kommen solle. Wir sollten bedenken, dass der Körper der Ort des Traumas ist, sodass es für manche Menschen sehr ängstigend sein kann, diesen Körper wahrzunehmen. Auch deshalb beginne ich aus Sicherheitszonen heraus.

Bei traumatisierten Menschen mit einer Traumafolgestörung ist also in einer ersten Phase das Ziel, genau die Fähigkeiten zu erarbeiten, die Klaus Renn für eine erfolgreiche Therapie beschrieben hat, nicht sie vorauszusetzen! Sollte sich aber früh herausstellen, dass ein traumatisierter Mensch mit einer Folgestörung stabil ist, so kann man natürlich auch schon früh Dinge tun, die sich allgemein bewährt haben. Ich möchte nicht versäumen, darauf hinzuweisen, dass es immer auch Patientinnen und Patienten gibt, die von Anfang an zu einer traditionellen Vipassanapraxis fähig sind. Nach meiner Erfahrung sind das jedoch wenige.

Zusammenfassung

In diesem Kapitel habe ich gezeigt, dass traumatisierte und persönlichkeitsgestörte Menschen mit einem Rucksack an Beschwerden und Einschränkungen zu uns kommen. Diese machen es nach meiner klinischen Erfahrung erforderlich, bei den Achtsamkeitsübungen behutsam und in sehr kleinen Schritten vorzugehen. Erhöhung der Selbstberuhigungsfähigkeit erscheint mir besonders wichtig. Zunächst habe ich die Notwendigkeit einer eigenen Praxis in Achtsamkeit für die Therapeutin betont. Dies hilft ihr, Schwierigkeiten der Patienten mit einer mitfühlenden Haltung zu begegnen. Offenheit für Neues und bescheidene Schritte ermöglichen heilsame Erfahrungen, die dann auch für das achtsame Wahrnehmen der Freude von Gewinn ist. Zum Umgang mit Leiden empfiehlt es sich, inneres Pendeln zu erlernen und den „inneren Beobachter" zu nutzen. Die Ziele einer solchen Praxis sind weit entfernt von den Zielen, die der Buddha formuliert hat. Sicherheitserfahrungen in der therapeutischen Beziehung sollten Vorrang haben, weil nur so eine tägliche Praxis ermöglicht wird.

Literatur

Luise Reddemann

Anderssen-Reusster U (2007) Achtsamkeit in Psychotherapie und Psychosomatik. Haltung und Methode. Stuttgart, Schattauer

Bauer J (2008) Selma. Tübingen, Lappan

Borysenko J (1993) Fire in the soul. New York, Warner Books

Bucher A (2007) Psychologie und Spiritualität. Weinheim, Beltz PVU

Buchheld N, Walach H (2004) Die historischen Wurzeln der Achtsamkeitsmeditation – Ein Exkurs in Buddhismus und christliche Mystik. In: Heidenreich T, Michalak J (Hg) Achtsamkeit und Akzeptanz in der Psychotherapie. Tübingen, dgvt

Cloitre M (2010) The treatment of complex PTSD. A phase based approach. Vortrag gehalten bei der 13. Jahrestagung der DeGPT vom 04.–07.03.2010 in Göttingen

Ekman P (2009) Ein Dialog zwischen dem Dalai Lama und Paul Ekman: Gefühl und Mitgefühl. Emotionale Achtsamkeit und der Weg zum seelischen Gleichgewicht. Heidelberg, Spektrum

Engler J (2003) Being somebody and being nobody: A reexamination of the understanding of self in psychoanalysis and buddhism. In: Safran JD (Hg) Psychoanalysis and buddhism. An unfolding dialogue. Boston MA, Wisdom Publications

Epstein M (2000) Gedanken ohne den Denker. Das Wechselspiel von Buddhismus und Psychoanalyse. Frankfurt, Fischer, 2. Auflage.

Ermann M (2010) Psychoanalyse heute. Entwicklungen seit 1975 und aktuelle Bilanz. Stuttgart, Kohlhammer

Fromm E (1960) Zen-Buddhism and Psychoanalysis. In: Fromm E, De Martino R, Suzuki DT (Hg) Zen Buddhism and Psychoanalysis. Frankfurt, Suhrkamp

Fromm E (1972) Zen-Buhhismus und Psychoanalyse. Frankfurt: Suhrkamp

Fromm E (1981) Die Kunst des Liebens. In: Ders. Gesamtausgabe, Band 9, S. 439–518, Stuttgart, DVA. (Erstausgabe 1956)

Fulton PR (2009) Achtsamkeit als klinisches Training. In: Germer C, Siegel R, Fulton P (Hg) Achtsamkeit in der Psychotherapie. Freiamt, Arbor

Geertz C (1979) From the native s point of view. On the nature of anthropological understanding. Zitiert nach Engler (2003)

Germer CK (2009) Achtsamkeit in der Therapie lehren. In: Germer et al. (2009) Achtsamkeit in der Psychotherapie. Freiamt, Arbor

Germer C, Siegel R, Fulton P (Hg) (2009) Achtsamkeit in der Psychotherapie. Freiamt, Arbor

Goleman D (2003) Dialog mit dem Dalai Lama. Wie wir destruktive Emotionen überwinden können. München, Hanser

Grossmann P (2004) Das Üben von Achtsamkeit: Eine einzigartige klinische Intervention für die Verhaltenswissenschaft. In: Heidenreich T, Michalak J (Hg) Achtsamkeit und Akzeptanz in der Psychotherapie. Tübingen, dgvt, S. 69–101

Gunaratana B (2002) Mindfullness in plain English. Sommerville MA, Wisdom Publications

Habermas J (2007) Zum Tod von Richard Rorty. Immer wieder schockiert. www.sueddeutsche.de/kultur/zum-tod-von-richard-rorty-immer-wieder-schockiert-1.801295 Zugriff am 10.01.2011.

Heidenreich T, Michalak J (Hg) (2004) Achtsamkeit und Akzeptanz in der Psychotherapie. Tübingen, dgvt

Hubble MA, Miller SD (2004) The Client: Psychotherapy's missing link for promoting a positive psychology. In: Linley PA, Joseph S (Hg) Positive psychology in practice. Hoboken NJ, John Wiley & Sons

Kabat-Zinn J (1994) Gesund und stressfrei durch Meditation. Scherz, Wien

Kammerl N (2008/2009) Essay im Rahmen des Seminars „Das Wesen der Liebe in Philosophie und Theologie". Universität Regensburg, Katholisch-Theologische Fakultät

Kierkegaard S (1966) Der Liebe Tun. Düsseldorf, Diederichs

Lama Thubten Yeshe (1998) Wege zur Glückseligkeit: Einführung in Tantra. 3. Aufl. München, Diamant

Levine P (1998) Traumaheilung. Essen, Synthesis

Levine P (2009) persönliche Mitteilung

Linehan M (1996) Dialektisch-behaviorale Therapie der Borderline-Persönlichkeitsstörung, München, CIP Medien

Loden Sherab Dagyab Rinpoche (2004) Achtsamkeit in Bezug auf die eigenen Konzepte als wichtiger Teil des spirituellen Weges im tibetischen Buddhismus. In: Heidenreich T & Michalak J (Hg), S. 65

Montaigne M de (2006) Dass unsere Empfindung des Guten und Bösen großenteils von der Meinung abhängt, die wir davon haben. In: Ders. Von der Freundschaft. 4. Auflage, München, dtv, S. 19–47

Pohlen M (2006) Freuds Analyse. Die Sitzungsprotokolle Ernst Blums. Reinbek, Rowohlt

Reddemann L (2001) Imagination als heilsame Kraft, Stuttgart, Klett-Cotta

Reddemann L (2004) Eine Reise von 1000 Meilen beginnt mit dem ersten Schritt. Freiburg, Herder

Reddemann L (2011) Psychodynamisch imaginative Traumatherapie. Das Manual. Ein Resilienz orientierter Ansatz in der Psychotraumatologie. Völlig überarbeitete Neuauflage. Stuttgart, Klett-Cotta

Renn K (2010) Focusing. Vortrag anlässlich der 60. Lindauer Psychotherapiewochen, 22.04.2010

Ricard M (2009) Glück. München, Knaur

Roediger E (2010) Achtsamkeit und innere Dialoge im Veränderungsprozess. Vortrag anlässlich der 60. Lindauer Psychotherapiewochen am 21.04.2010

Roland A (1988) In search of self in Indiana and Japan: Toward a cross-cultural psychology. Zitiert nach Engler (2003)

Rubin JB (2003) A well-lived life: Psychoanalysis and buddhist contributions. In: Safran JD (Hg) Psychoanalysis and Buddhism: An Unfolding Dialogue. Boston MA, Wisdom Publications

Sachs N (1948) Völker der Erde. In: Sinn und Form 1950

Safran JD (2003) (Hg) Psychoanalysis and Buddhism: An Unfolding Dialogue. Boston MA, Wisdom Publications

Safran JD (2003) Psychoanalysis and buddhism as cultural institutions. In: Safran JD (Hg) Psychoanalysis and Buddhism: An Unfolding Dialogue. Boston MA, Wisdom Publications

Schwarz C (2010) Achtsamkeit während Schwangerschaft, Geburt und Wochenbett. Vortrag anlässlich der 60. Lindauer Psychotherapiewochen, 20.04.2010

Sennet R (2004) Respekt im Zeitalter der Ungleichheit. Berlin, BVT

Siegel D (2007) Das achtsame Gehirn. Freiamt, Arbor

Sölle D (2003) Wenn Du nur Glück willst, willst Du nicht Gott. Vortrag in der Evangelischen Akademie Bad Boll

Singer W, Ricard M (2009) Hirnforschung und Meditation. Ein Dialog. Frankfurt, Edition unseld

Suler J (1993) Contemporary psychoanalysis and eastern thought. Zitiert nach Engler (2003)

Suzuki DT (1999) Die große Befreiung: Einführung in den Zen-Buddhismus. München, O. W. Barth

Thich Nhat Hanh (2008) www.phathue.de/ buddismus/dharma/dharmatalks/fragen-und antworten. Zugriff am 24.05.2011.

Thich Nhat Hanh (2006) www.intersein.de/body_thich_nhat_hanh.html. Zugriff am 24.05.2011.

Thich Nhat Hanh (2009) Das Wunder der Achtsamkeit. Berlin, Theseus

Tischner H (2011) www.heinrich-tischner.de/22-sp/2wo/wort/idg/deutsch/b/barm.htm Zugriff am 19.01.2011.

Weischede G, Zwiebel R (2009) Neurose und Erleuchtung: Anfängergeist in Zen und Psychoanalyse. Ein Dialog. Stuttgart, Klett-Cotta

Weiss H, Harrer ME, Dietz T (2010) Das Achtsamkeitsbuch. Stuttgart, Klett-Cotta

Wetz FJ (2010) Achtung/Selbstachtung. In: Kolmer P, Wildfeuer A (Hg) Neues Handbuch Philosophischer Grundbegriffe. Freiburg, Alber

Wetzel S (2010) Grundlagen der buddhistischen Meditation. Vortrag anlässlich der 60. Lindauer Psychotherapiewochen vom 19.04.2010

Wetzel S (2011) Leichter leben. Berlin, Theseus

Wilber K (2009) Mut und Gnade. Frankfurt, Fischer

(sämtliche englischsprachigen Texte wurden von der Autorin übersetzt)

Sylvia Wetzel

Khema Ayya (1997) Die Vier Ebenen des Glücks. Uttenbühl, Jhana Verlag

Dalai Lama, Ekman P (2009) Gefühl und Mitgefühl. Heidelberg, Spektrum

Ekman P (2009) Ein Dialog zwischen dem Dalai Lama und Paul Ekman: Gefühl und Mitgefühl. Emotionale Achtsamkeit und der Weg zum seelischen Gleichgewicht. Heidelberg, Spektrum

Thich Nhat Hanh (1988) Das Wunder der Achtsamkeit. Berlin, Theseus

Thich Nhat Hanh (1989) Das Sutra des bewussten Atmens. Berlin, Theseus

Die Reden des Buddha, Mittlere Sammlung, Majjhima Nikaya (1995) Stammbach, Beyerlein und Steinschulte

Die Reden des Buddha, Längere Sammlung, Dhiga Nikaya (1996) Stammbach, Beyerlein und Steinschulte

Meditationstexte des Pali-Buddhismus (2003) Hg Peter Gäng. Pali und Deutsch. Berlin, Buddhistischer Studienverlag

Nyanaponika (1975) Geistestraining durch Achtsamkeit. Konstanz: Christiani 1975. Stammbach, Beyerlein und Steinschulte. www.buddhareden.de

Nyanatiloka (1983) Buddhistisches Wörterbuch. Konstanz: Christiani 1983. Stammbach, Beyerlein und Steinschulte

Richard U (2010) Die drei Pfeiler des Glücks. Achtsamkeit, Freude, Dankbarkeit. München, Knaur MensSana, www.ursularichard.de

Lama Thubten Yeshe (2002) Denken und Sein. Berlin, edition tara libre. Bezug über die Autorin.

Lama Thubten Yeshe (2007) Grenzenlos ist die Kraft des Geistes. München, Diamant

Lama Thubten Yeshe (2009) Meditieren, Selberdenken, Tief Verstehen, München, Diamant

Tulku Urgyen Rinpoche (2003) Regenbogenbilder. Freiamt, Arbor

Wetzel S (2004a) Arbeit und Muße, Hommage an Hannah Arendt. Berlin, edition tara libre. Bezug über die Autorin.

Wetzel S (2004b) Sieben Schritte zum Erwachen oder die Schule der Tauben. In: Form ist Leere – Leere Form. Buddhistische Lehrbegriffe 2. Hg Marianne Wachs. Berlin, Buddhistischer Studienverlag

Wetzel S (2008) Im Augenblick der Liebe scheint das wahre Wesen auf. In: Form ist Leere – Leere Form. Buddhistische Lehrbegriffe 6. Hg Marianne Wachs. Berlin, Buddhistischer Studienverlag www.buddhistischer-studienverlag.de

Wetzel S (1999a) Das Herz des Lotos. Frauen und Buddhismus. Aktualisierte Neuausgabe 2010. Berlin, edition steinrich

Wetzel S (1999b) Hoch wie der Himmel, Tief wie die Erde. Meditationen über Liebe, Beziehungen und Arbeit. Nachdruck Herbst 2010 bei Theseus.

Wetzel S (2010) Leichter Leben. Meditationen über Gefühle. Sonderdruck. Bezug über die Autorin.

Wetzel S (2007) Worte wirken Wunder, Reden mit Herz und Verstand. Berlin, Theseus

Clarissa Schwarz

Berghammer K (2010) birth-move-ment – Präventive Geburtshilfe und Wochenbett. DVD-Video. Stuttgart, Schattauer

Downe S (Hg) (2008) Normal Childbirth: Evidence and Debate. Churchill Livingstone

Duncan LG, Bardacke N (2010) Mindfulness-Based Childbirth and Parenting Education: Promoting Family Mindfulness During the Perinatal Period. J Child Fam Stud 19: 190–202, www.springerlink.com/content/m5r63w06650483jg

Hughes A, Williams M, Bardacke N et al. (2009) Mindfulness approaches to childbirth and parenting. British Journal of Midwifery 17 (10): 630–635

Loytved C, Wenzlaff P (2007) Außerklinische Geburt in Deutschland. German Out-Of-Hospital Birth Study 2000–2004. Bern, Huber

Odent M (2005) Es ist nicht egal, wie wir geboren werden. Risiko Kaiserschnitt. Düsseldorf, Patmos

Odent M (2010) Im Einklang mit der Natur. Neue Ansätze der sanften Geburt. Frankfurt, Mabuse

Rockenschaub A (2005) Gebären ohne Aberglauben. Fibel und Plädoyer für die Hebammenkunst. Wien, Facultas

Schwarz C (2008) Entwicklung der geburtshilflichen Versorgung – am Beispiel geburtshilflicher Interventionsraten 1984–1999 in Niedersachsen. Dissertation, Institut für Gesundheitswissenschaften, TU Berlin, http://opus.kobv.de/tuberlin/volltexte/2008/2031/pdf/schwarz_clarissa.pdf

Spremberg V (2010) Postpartale depressive Störung: Häufigkeit und Zusammenhänge mit soziodemographischen und psychosozialen Faktoren. Literaturübersicht und empirische Untersuchung. Dissertation, Medizinische Fakultät der Rheinischen Friedrich-Wilhelms-Universität Bonn, http://hss.ulb.uni-bonn.de/2010/2109/2109.pdf

Tew M (2007) Sichere Geburt? Eine kritische Auseinandersetzung mit der Geschichte der Geburtshilfe. Herausgegeben und übersetzt von Clarissa Schwarz und Katja Stahl. Frankfurt, Mabuse

Vieten C, Astin J (2008) Effects of a mindfulness-based intervention during pregnancy on prenatal stress and mood. Arch Ment Health 11 (1): 67–74.

WHO World Health Organization, Maternal and Newborn Health/Safe Motherhood Unit (2000) Betreuung der normalen Geburt:

Ein praktischer Leitfaden. Genf. Original: (1996) Care in Normal Birth: A Practical Guide, WHO publisher, Geneva, http://whqlib-doc.who.int/hq/1996/WHO_FRH_MSM_96.24.pdf

ZQ Zentrum für Qualität und Management im Gesundheitswesen (o. J.) Geburtshilfe Modul 16/1 Jahresauswertung 2009, www.zq-aekn.de/web_aekn/zqhome.nsf/ContentView/6B5B6814D105FBB7C1256A8D0044A67E?

Eckhard Roediger

Assagioli R (1982) Die Schulung des Willens. Paderborn, Junfermann

Bateman AW, Fonagy P (2008) Psychotherapie der Borderline Persönlichkeitsstörung. Ein mentalisierungsgestütztes Behandlungskonzept. Gießen, Psychosozial

Bliss TVP, Lomo T, Blane H (1973) Long-lasting potentiation of synaptic transmission in the dentate area of the anaesthetizes rabbit following stimulation of the perforant path. Journal of Physiology, 232, 331–356

Dunselman R (2004) Anstelle des Ich. Rauschdrogen und ihre Wirkung. Stuttgart, Freies Geistesleben

Ellis A (2008) Grundlagen und Methoden der rational-emotiven Verhaltenstherapie (2. Aufl.) Stuttgart, Klett-Cotta

Frankl VE (2002) Trotzdem Ja zum Leben sagen. München, Kösel

Hayes SC, Strohsal KD, Wilson KG (1999) Acceptance and Commitment Therapy: An experiential approach to behaviour change. New York, Guilford Press

Heidenreich T, Michalak J (2004) Achtsamkeit und Akzeptanz in der Psychotherapie – Eine Einführung. In: T. Heidenreich, J. Michalak (Eds.), Achtsamkeit und Akzeptanz in der Psychotherapie. Tübingen, dgvt (S. 9–24)

Kabat-Zinn J (1990) Full catastrophe living. New York, Delta

Linehan MM (1996) Dialektisch-behaviorale Therapie der Borderline Persönlichkeitsstörung. München, CIP-Medien

Margraf J, Schneider S (1990) Panik – Angstanfälle und ihre Behandlung. Berlin, Springer

McCullough J (2000) Treatment for chronic depression. Cognitive behavioral analysis system of psychotherapy. New York, Guilford Press

Powers WT (1973) Behaviour. The control of perception. New York, Aldine

Reddemann L (2001) Imagination als heilsame Kraft. (Leben Lernen 141). Stuttgart, Klett-Cotta

Roediger E (2006) Besser leben lernen. Stuttgart: Freies Geistesleben und Urachhaus

Roediger E (2009) Was ist Schematherapie? Paderborn, Junfermann

Schapiro F (1998) EMDR – Grundlagen und Praxis. Paderborn, Junfermann

Schiepek G (2006) Die neuronale Selbstorganisation von Persönlichkeit und Identität. Psychotherapie 11 (2) 192–201

Schore AN (1994) Affect regulation and the origin of the self: The neurobiology of emotional development. Hillsdale NJ, Erlbaum

Sendak M (1966) Wo die wilden Kerle wohnen. Zürich, Diogenes

Wells A (2008) Metacognitive Therapy for Anxiety and Depression. New York, Guilford

Young JE, Klosko JS (2006) Sein Leben neu erfinden. Paderborn, Junfermann

Klaus Renn

Bodian S (2005) Meditation für Dummies. Weinheim, Wiley-VCH

Damasio A (2003) Der Spinoza-Effekt. München, List

Damasio A (2001) Ich fühle, also bin ich. Die Entschlüsselung des Bewusstseins. München, List

Hüther G (2008) Mein Körper – das bin doch ich ... In: P Geißler (Hg) Der Körper in Interaktion. Wetzlar, Psychosozial

Wittgenstein L (2000) Vorlesungen über Ästhetik 1938. In: Vorlesungen und Gespräche, Frankfurt, Fischer

Weiterführende Literatur zu Focusing

Renn K (2006) Dein Körper sagt dir, wer du werden kannst. Focusing – Weg der inneren Achtsamkeit. Freiburg, Herder

Wiltschko J (2010) Hilflosigkeit in Stärke verwandeln – Focusing als Basis einer Metapsychologie. Münster, Octobus

Goetzelmann L, Ruettner B (2007) Zur Focusing-Wahrnehmung des Körpers in der Gegenübertragung. In: Psyche 2, 61 Jahrgang, Februar 2007. Stuttgart, Klett-Cotta

Gendlin ET, Wiltschko J (2007) Focusing in der Praxis. Eine schulenübergreifende Methode für Psychotherapie und Alltag. Stuttgart, Klett-Cotta

Kersig S (2009) Entspannt und Klar – Freiraum finden bei Stress und Belastung. Goldmann

Gendlin ET (2009) Dein Körper – Dein Traumdeuter. Stuttgart, Klett-Cotta

Autorinnen und Autoren

Luise Reddemann

Dr. med., Fachärztin für psychotherapeutische Medizin, Psychoanalytikerin (DGPT, DPG). Langjährige Leiterin der Klinik für psychotherapeutische und psychosomatische Medizin des Ev. Johannes Krankenhaus Bielefeld. Honorarprofessorin an der Universität Klagenfurt. Freie Praxis- und Lehrtätigkeit im Bereich der Psychotraumatologie. Sie engagiert sich für frauengerechte und frauensensible Psychotherapie und erhielt wegen ihres Engagements einen Gedenkstein im Frauenlabyrinth und den Bertha von Pappenheim Preis der Deutschen Gesellschaft für Trauma und Dissoziation. Mitglied im Wissenschaftlichen Beirat der Lindauer Psychotherapiewochen. Mitglied in der Wissenschaftlichen Leitung der Psychotherapietage NRW. Zahlreiche Publikationen. Zuletzt: „Würde – Annäherung an einen vergessenen Wert in der Psychotherapie" sowie gemeinsam mit Sylvia Wetzel: „Der Weg entsteht unter deinen Füßen. Achtsamkeit und Mitgefühl in Krisen und Übergängen".
Kontakt: L.reddemann@t-online.de

Sylvia Wetzel

Publizistin und buddhistische Meditationslehrerin, geb. 1949, Studium der Politik und Slawistik. Befasst sich seit 1968 mit unterschiedlichen Wegen zur psychologischen und politischen Befreiung und seit 1977 mit dem Buddhismus. Ausbildung in der tibetischen Tradition und zwei Jahre Praxis als Nonne. Langjährige Mitarbeit im buddhistischen Dachverband Deutsche Buddhistische Union e.V. (DBU) und in der Redaktion der Verbandszeitschrift Lotosblätter (heute: Buddhismus Aktuell). Mitbegründerin und Vorsitzende der Buddhistischen Akademie Berlin Brandenburg. Mit ihrem kritischen Blick auf

Kultur und Geschlechterrollen in Ost und West ist sie eine Pionierin des Buddhismus in Europa.
Kontakt: www.sylvia-wetzel.de

Clarissa Schwarz

Prof. Dr. PH, Hebamme, Lehrerin und Gesundheitswissenschaftlerin (Public Health), geb. 1952, 20 Jahre Berufserfahrung als Hebamme im stationären und ambulanten Bereich mit Schwerpunkt auf Gesundheitsförderung vor und nach der Geburt und Kursangebote für werdende und junge Eltern. Seit 1999 im Hochschulbereich tätig, zunächst 2 ½ Jahre als wissenschaftliche Mitarbeiterin der Universität Osnabrück im Forschungsprojekt „Technisierung der ‚normalen‘ Geburt". Sechs Jahre Forschung und Lehre in der Medizinischen Fakultät der Otto-von-Guericke-Universität Magdeburg. Seit Januar 2010 Professorin für Hebammenwissenschaft an der Hochschule für Gesundheit in Bochum und Leiterin des Studiengangs „Hebammenkunde", des ersten grundständigen Bachelor-Studiengangs in Deutschland. Seit 30 Jahren beschäftigt sie sich mit Buddhismus und Meditation und ist Lehrerin für Mindfulness Based Stress Reduction (MBSR) nach Jon Kabat-Zinn.
Kontakt: clarissa.schwarz@googlemail.com

Eckhard Roediger

Geboren 1959 in Frankfurt/M. Nach dem Abitur Studium der Medizin, Promotion und Neurologische Facharztausbildung in Frankfurt/M., anschließend Psychiatrische Facharztausbildung in Darmstadt. Ausbildungen in tiefenpsychologischer und Verhaltenstherapie. Seit 1997 Facharzt für Psychotherapeutische Medizin. 1993–2002 Leitender Arzt der salus klinik für Psychosomatik und Sucht in Friedrichsdorf/Ts., 2002–2007 Aufbau und Leitung der Abteilung für Psychosomatische Medizin und Psychotherapie am Gemeinschaftskrankenhaus Havelhöhe in Berlin. Seit 2007 in freier Praxis in Frankfurt/M. und als Dozent und Supervisor für Verhaltenstherapie und Schematherapie tätig. Leiter des Instituts für Schematherapie Frankfurt. Sekretär der Internationalen Gesellschaft für Schematherapie (ISST).
Kontakt: www.schematherapie-roediger.de;
E-Mail: kontakt@eroediger.de

Klaus Renn

Focusing-Therapeut, Psychotherapeut, Coach, Supervisor; er leitet mit Dr. Johannes Wiltschko das „Deutsche Ausbildungsinstitut für Focusing und Focusing-Therapie" (DAF) in Würzburg. Gemeinsam entwickelten sie Focusing zur Focusing-Therapie (begründet von Eugene Gendlin vor ca. 35 Jahren an der Universität Chicago), weiter. Coordinator des Focusing Insitute New York; Referent der Lindauer Psychotherapiewochen, Mitherausgeber des „Focusing-Journals" des DAF, Buchveröffentlichung: „Dein Körper sagt dir, ..." Herder, 2006, 6te Aufl.; bei seiner Suche auf östlichen und westlichen Wegen der Wandlung und personzentrierten, körper-achtsamkeits-orientierten Prozessen der Veränderung, hat sich Klaus Renn in „Focusing" beheimatet.
Mehr Informationen und Downloads zu Focusing finden Sie beim DAF – Deutsches Ausbildungsinstitut für Focusing und Focusing-Therapie: www.focusing-daf.de
Praktische Übungen und Hörbücher zu Focusing:
www.secret-friend.de.
Kontakt: k.renn@t-online.de

Stichwortverzeichnis

A

Absichtslosigkeit 92
Achtsamkeit, Grundlagen 7
Achtsamkeitspraxis, Vorteile 104
Achtsamkeitsübung 57
Achtung 27
Aggressivität 63
Aha-Erlebnis 88
Akzeptanz 13, 105
Akzeptanzhaltung 72
Anfängergeist 28
Angst 55, 105, 111
Ängstigendes 107
Anpassungsfähigkeit 58
Arbeit mit verletzten Anteilen 115
Arbeitsgedächtnis 70
Atem 57
Attraktor 68 ff.
Aufmerksamkeit 39, 50
Auftragsklärung 108
Autopilot 69

B

Barmherzigkeit 33
BEATE-Schritte 80
Bedürfnislosigkeit 19
Befreiung 13
Behandlungserfolg 8
Beobachter 112
Bescheidenheit 107

beziehungsorientierte Psychotherapie 90
bifokale Wahrnehmung 98
Bindungsfähigkeit 65
Bindungsforschung 35
bloße Aufmerksamkeit 42
Body-Scan 83
Borderlinepatientin 19
Buddha-Natur 10, 45, 51
buddhistische Ethik 9

D

Daseinsmerkmale 44
Desidentifikationen 8
Desidentifizierung 112
Dialektisch-Behaviorale Therapie (DBT) 67
Dialog 11, 14, 22
Disidentifikation 71
Dissoziation 107
Dissoziationsrisiken 107
dissoziative Symptome 106
Dritte Welle 77

E

Einfachheit 18
Einfühlungsvermögen 50
Einsicht 44
Empathie 35, 105
empirische Psychotherapieforschung 89

erfolgreiche Klienten 86
Erleben 85
Erlebenskategorie 94
Erwachen 16
ethisches Verhalten 20
Expositionsübung 78

F

Familie 55
Felt-Sense 94
Focusing 8, 84
focusingorientiert 98
Forschung 63
freies Assoziieren 108
Freiheit 13 f.
Freiraumprinzip 8, 87, 112
Freude 29
Freude- oder Dankbarkeitstage-
    buch 111
Freuds Grundregel 10
Fürsorge 37

G

Gangwechsel 71, 77, 79
Gebärende 7
Geburt 52 f., 56, 60 f., 65
Geburtsvorbereitungskurse 65
Gedankenlenkung 82
Gegenseitigkeit 14
gegenwartszentriert 19
Geistesgegenwart 71
Gelassenheitsgebet 67
genaues Wahrnehmen 28
Gerechtigkeit 36
Gewalt 63, 102
Gewalt, sexualisierte 102
gleichschwebende Aufmerksamkeit
    26, 28
Glück 10, 30
Glückserleben 19

H

Haltung 19
Hebamme 52
heilsam 21, 101, 109
Heilsames fördern 106
Heilung 35
hermeneutisches Verstehen 26

I

Ich als Individuum 12
Ich-Bewusstsein, stabiles 17
Ich-Stärke 16, 111
Identität 26
Illusion 26
Imagination 15
innere Achtsamkeit 91
innerer Zeuge 112
inneres Pendeln 112
Introjektion 15

K

Kaiserschnitt 52 f., 60, 62
Kontext 7, 18 f., 33
Konzepte 36, 105
Körper 85
kosmische Verbundenheit 31
Kreißsaal 52, 60, 65
Kunst des Liebens 36

L

Langzeitpotenzierung 69
Lebensfallen 69
Leiden 34, 105
Liebe 37

M

Matrix von Beziehungen 21
Meditation 16, 31, 90
meditierender Therapeut 8

Mentalisierung 75
Mindfulness-Based Childbirth and
    Parenting (MBCP) 64
Misstrauen 102
Mitgefühl 13, 20, 29, 32, 105, 115
Mitleid 32
Modus des Gesunden Erwachsenen
    76
mögen 105
Moralität 13
Muße 47

N

Nächstliegendes 15
Nicht-Ich 16, 45
Noch-nicht-Wissen 96

O

Offenheit 9, 103, 107
Orthodoxie 24

P

Panik 111
Perspektivwechsel 79
Perspektiven der Achtsamkeitspra-
    xis 7
phänomenologische existentialisti-
    sche Philosophie 89
Prävention 59
Psychoanalyse 16
psychoanalytische Grundregel 13
Psychosomatik 34
Psychotherapie 34

R

Rechte Achtsamkeit 45
resilienz- und ressourcenorientierte
    Psychotherapie 30
Respekt vor der Autonomie 106
Ressourcen 77

S

Sammlung 44
Schema 69
Schematherapie 68
Schmerzliches 107
Schwangerschaft 52, 54, 56, 59, 64
Selbst, abgetrenntes 21
selbstabwertendes Denken 28
Selbstberuhigung 107
Selbsterfahrung, lebenslange 114
Selbstinstruktionen 76 f.
Selbstreflexionsebene 72
Selbstregulationsprozess 81
Sicherheit 55
Sittengesetz 27
Sorge 13
Spiegelneuronen 76
spirituelle Obertöne 91
Stabilität 57
Staunen 29
Stimulus-Kontrolle 82
Stress 63
Synergetik 68

T

Technik 104
Therapie 114

U

Über-Ich 31
Übertragung 35
Übung beunruhigt 101
unangenehme Gefühle 112
unbewusste Motive 14
Ungestörtheit 60
unheilsam 21, 106
Utilisation 113

V

Veränderungsprozess 54

Veränderungen 110
Verblendung 45
Verbundenheit fühlen 12 f.
Vernachlässigung 63
Verrat 102
Versprachlichung 78
Vertrauen 57 f.
Verweilen 97
Vignette 93
Vipassana 44

W

Wahrheit 13

Wahrnehmung 42
Weisheit 8, 20
westlicher Buddhismus 10
Widerstand 69
Willensfreiheit 69
Wochenbett 52
Wochenbettdepressionen 64
Würde 106

Z

Zeit 59
Zieldefinition 108

Personenverzeichnis

A

Adler 35
Aitken 89
Angelus Silesius 29 f.
Antonius 72, 74, 82
Arendt 47
Assagioli 71

B

Bach 15
Baker Roshi 89
Balint 35
Bardacke 64
Bateman 75
Bauer 18
Beecher Stowe 32
Bhikkhu Bodhi 43
Blum 35
Bodhicitta 47, 114
Buchheld 19 f., 23
Buddha 10, 15, 21, 23, 25, 34, 39,
41, 45, 48 ff., 114, 117

C

Cierpka 7
Cloitre 114
Czikszentmihalyi 30

D

Dalai Lama 23 f.
Damasio 95

E

Ekman 44
Ellis 78
Engler 12, 16, 111
Epstein 22

F

Ferenczi 35
Fonagy 75, 112
Frankl 75
Freud 10, 13, 26, 28 f., 33, 35, 37
Fromm 10 ff., 22, 36
Fulton 104 f.

G

Gendlin 85, 87, 89, 94
Germer 7, 110
Grawe 88
Grossmann 20
Grün 90
Grünewald 72

H

Hayes 77
Heidenreich 24
Horney 22
Hubble 106
Hüther 88, 105

J

Jäger 22
Jona 36
Jung 11, 22

K

Kabat-Zinn 22 f., 33, 43, 64, 69,
  89, 104, 115
Kant 27 ff.
Kast 7
Khema 32, 45 f., 115
Kierkegaard 33
Kornfield 43, 89

L

Lama Yeshe 111
Levine 89, 109, 112, 116
Linehan 22, 67, 77
Loden Sherab Dagyab Rinpoche 35
Loewald 14

M

Margraf 78
McCullogh 77
Meister Eckhart 34 f.
Michalak 24
Miller 106
Mitchell 10, 14
Montaigne 29

N

Nietzsche 32
Nyanaponika 44

O

O'Flanagan 33

P

Paracelsus 35
Patrul Rinpoche 47
Paulus 33
Powers 71

R

Ricard 30, 113
Rorty 31 f.
Rubin 13

S

Sachs 102
Safran 10 ff., 15, 22, 34
Schiller 27
Schneider 78
Schore 71
Sendak 75
Sennet 32
Shabkar 9
Singer 113
Sölle 29
Suzuki 11

T

Thich Nhat Hanh 29 ff., 43, 109,
  115
Tischner 33
Tulku 48

W

Walach 19 f., 23
Weischede 22
Wells 77
Wetz 27
Wilber 112
Wittgenstein 94

Y

Young 69

Z

Zwiebel 22